Rita Peter

Wege aus der Nacht

Rita Peter

Wege aus der Nacht

Der heilsame Prozess der Trauer

PATTLOCH

Bibliografische Information Der Deutschen Bibliothek

Die Deutsche Bibliothek verzeichnet diese Publikation
in der Deutschen Nationalbibliografie; detaillierte bibliografische
Daten sind im Internet über http://dnb.ddb.de abrufbar.

Umschlaggestaltung: Daniela Meyer, München
unter Verwendung eines Bildmotivs von Tony Stone
Bilderwelten, München
Lektorat: Hans-Peter Lembeck
Satz und Gestaltung: Hartmut Czauderna
Druck und Bindung: C. H. Beck, Nördlingen
Printed in Germany

ISBN-13: 978-3-629-02138-0
ISBN-10: 3-629-02138-7

www.pattloch.de

2 4 5 3 1

Inhalt

Einleitung

Zeit zu trauern

Der Blick von meinem Balkon fällt in einen schönen, alten Friedhof, der von großen Linden und einer wuchtigen Steinmauer umsäumt ist. Manchmal, wenn ich dort sitze, sehe ich, wie Menschen Gräber bepflanzen, Unkraut zupfen und Blumen gießen. Kürzlich beobachtete ich eine Szene, die mich sehr berührte. Eine junge Frau kam mit ihrem Partner zu einem Grab und stellte dort einen Strauß roséfarbener und weißer Dahlien in eine Erdvase. Dann blieb sie noch am Grab stehen, weinte und wischte sich die Tränen ab, während ihr Begleiter den Arm um sie legte. Schließlich gingen die beiden weg, die Frau mit hängendem Kopf und Tränen trocknend, der Mann ihr zugeneigt und immer wieder nickend. Nach einer Weile kamen sie nochmals zurück und standen schweigend vor dem Grab, bis die Frau das Zeichen zum Aufbruch gab.

Ich kannte die beiden nicht, und doch spürte ich Mitgefühl und Trauer. Trauer in dem Wissen, dass mich ein ähnliches Schicksal wie das dieser Frau jederzeit treffen kann. Trauer auch über die menschliche Vergänglichkeit, die eigene und die meiner Liebsten. Stirbt ein naher Mensch, so stirbt auch immer ein Teil von uns. Erleiden wir einen tiefgreifenden Verlust, verlieren wir auch etwas Wesentliches von uns selbst. Das ist schwer und tut weh. Wir stürzen in eine tiefe persönliche Krise und brauchen Unterstützung, Trost und Zeit, um den Verlust verkraften und akzeptieren zu können. Wir brauchen lange und kontinuierlich eine Begleitung, wie sie die junge Frau am Friedhof erfuhr.

In den vergangenen Jahren wurde mehr und mehr erkannt, dass wir an Abschied und Verlust, Sterben, Tod und Trauer nicht vorbeikommen und dass es schlimme Folgen haben kann, wenn wir versuchen, diese Ereignisse zu ignorieren. Längst ist bekannt, dass nicht gelebte Trauer Ursache für Depressionen ist, dass verdrängter Verlustschmerz sich wie ein dunkles, schweres Tuch über unser Leben legen kann. Das Bedürfnis, die tiefe seelische Verletzung nach Verlust und Tod ernst zu nehmen, wächst. Doch in unserer schnellen, auf Funktionieren und Erfolg getrimmten Welt fällt es uns schwer, der Trauer Platz zu geben – unserer eigenen und der unserer Mitmenschen. Trauer auszuhalten ist nicht leicht, weder für Betroffene, die in einem langwierigen, schmerzhaften Prozess Verzweiflung, Mutlosigkeit und heftigste Gefühle wieder und wieder durchleben, noch für die Umwelt, die Trauernden oft hilflos gegenübersteht und sie aus Unsicherheit und Angst abwehrt und allein lässt.

Dieses Buch will helfen, unser Verständnis für das Wesen der Trauer zu erweitern. Was ist Trauer, wann tritt sie ein, warum ist sie unverzichtbar für den Menschen? Wie verläuft sie, in welchen Gefühlen kommt Trauer zum Ausdruck und welche Komplikationen können auftreten? Auf diese Fragen sucht dieses Buch Antworten zu geben. Gleichzeitig will es Mut machen, Trauer anzunehmen, sie zu durchleben und zu gestalten. Vorschläge aus kreativen Bereichen können dabei hilfreich sein. Eine Möglichkeit, mit überwältigenden Gefühlen umzugehen, ist immer, diese so genau wie möglich anzusehen und zum Ausdruck zu bringen: im Erzählen, Schreiben, Malen etc. Ein eigenes Kapitel beschreibt daher Formen der Trauer. Es kann Betroffenen Impulse geben, ihre Trauer mitzuteilen, auszudrücken und zu gestalten.

Ein weiteres Kapitel widmet sich der Frage, weshalb Mitmenschen Trauernde meiden und wie sie ihnen begegnen können. In der Regel gehen sie ihnen nicht aus dem Weg, weil sie gefühllos sind, sondern weil sie sich hilflos fühlen und nicht wissen, was sie sagen oder wie sie sich verhalten sollen. Oder weil sie sich in der Hektik ihres Alltags überfordert fühlen, angemessen auf Betroffene einzugehen. Aber auch, weil die Begegnung mit der Trauer anderer ihnen Angst macht: Angst, dass ihnen Ähnliches widerfährt oder dass eigene alte Wunden aufreißen. Hier versucht das Buch zwischen Trauernden und ihrer Umwelt zu vermitteln und Begleitern Anregungen zu geben.

Trauer ist – trotz ähnlicher Prozessabläufe – ein durch und durch individuelles Erleben. Das wird in den biografischen Porträts der Trauernden deutlich, die bereit waren, mir ihre Geschichte zu erzählen. Auf Wunsch erhielten die mit einem * gekennzeichneten Personen einen anderen Namen. Die Porträts werden ergänzt durch Biografien von Menschen, die Trauernde begleiten und durch ihre Arbeit neue Wege der Trauerkultur ermöglichen.

Es war mir ein Anliegen, das Buch durch ausgewählte Poesie, literarische Texte und Empfehlungen abzurunden. Gedichte und Romane berühren uns auf einer intuitiv-emotionalen Ebene. Sie setzen oft dort an, wo das normale Gespräch aufhört, und können kostbare Begleiter im Trauerprozess sein. Die Literaturtipps sind bewegende Werke aus der Erfahrung von Trauernden – hilfreich und wohltuend in ihrer Ermutigung, auf Trauer zu bestehen und sie zu leben.

Ich wünsche mir, dass dieses Buch Trauernde tröstet: dass sie sich wiedererkennen und erleben: »Ich bin nicht allein.« Auch dass sie vielleicht die eine oder andere Anregung auf ihre Fragen und Nöte finden, und dass sie eines Tages auf dem Gang zu ihrem Grab nicht mehr nur die Trauer erleben, sondern den Ruf des Lebens wieder spüren.

Abschließend danke ich allen Menschen, die mir ihr Vertrauen schenkten und mir ihre Erfahrungen erzählten. Dank auch an alle, die mithalfen, dass dieses Buch entstehen konnte.

Man beginnt immer deutlicher zu erkennen:
Das Leben ist nur eine Zeit der Aussaat,
und die Ernte ist nicht hier.

Vincent van Gogh

Trauer – ein Gefühl des Lebens

Abschied und Trauer gehören zum Leben

JEDER MENSCH MUSS im Laufe seines Lebens viele Male Abschied nehmen, muss sich trennen, muss Enttäuschungen verkraften und Verluste ertragen. Die Möglichkeiten, auf solche Erfahrungen zu reagieren, sind vielfältig und so verschieden, wie Menschen eben sind. Ob sie zornig, wütend, protestierend oder weinend, schreiend, angsterfüllt und niedergeschlagen sind – immer lässt sich bei den einzelnen Gefühlsäußerungen ein Grundgefühl erkennen: die Trauer.

Trauer – dieses Wort bedeutete im alt- und mittelhochdeutschen Sprachgebrauch: den Kopf sinken lassen, die Augen niederschlagen, traurig, ernst und nachdenklich sein (= truren), aber auch niederfallen, sich niederwerfen und kraftlos zusammensinken (= driusan) und schließlich zerbrechen und zerbröckeln (= triefen). Diese Bedeutungen beschreiben sehr anschaulich die menschlichen Gefühlsäußerungen nach Enttäuschung, Trennung und Verlust. Wenn wir trauern, schwinden uns die Kräfte, sinken wir in uns zusammen, fühlen wir uns wie ein Häufchen Elend und wir fürchten, an unserem Verlust zu zerbrechen.

Trauer trifft jeden Menschen. Nicht erst, wenn ein geliebter Verwandter oder Freund stirbt. Sie begleitet uns vom ersten Tag unseres Lebens an. Von Geburt an müssen Menschen Entbehrungen, Enttäuschungen und Verluste hinnehmen, müssen sich trennen und verabschieden von Wünschen, Gewohnheiten, Liebgewonnenem. Trauer gehört zum Leben. Kinder sind traurig, wenn das geliebte Meerschweinchen stirbt – der kleine zutrauliche Spielgefährte, der oft so geschäftig in seiner Spreu wühlte und sein Futter raspelte, ist nicht mehr da. Der Verlust des geliebten Tieres kann für einen kleinen Menschen einen tiefen Einschnitt bedeuten.

Kinder sind auch oft untröstlich, wenn sie mit den Eltern umziehen müssen. Ihre Freunde und Freundinnen, Nachbars treuer Hund, die Spielstraße, in der sie ungehindert Rad fahren und Ball spielen konnten – vorbei das alles. Nun wohnen sie an einem fremden Ort unter fremden Menschen und vermissen schmerzlich ihre vertraute Umgebung.

Jugendliche in der Pubertät trauern, weil die Kindheit zu Ende geht und sie sich in der Welt der Erwachsenen fremd fühlen. Sie leiden, weil sie unsicher und orientierungslos sind, umgetrieben von Zweifeln und Sehnsüchten, und weil sie mit dem Trend ihrer Generation nicht mithalten können.

Menschen, die arbeitslos werden, trauern. Sie verlieren ihren Rhythmus, ihre Aufgabe. Nun werden sie nicht mehr gebraucht, fühlen sich überflüssig, wertlos und ihr Selbstbewusstsein leidet.

Eltern trauern, wenn die Kinder ausziehen. Die Ruhe, nach der sie sich oft sehnten, wird zu einer erdrückenden Leere und Einsamkeit. Plötzlich fehlt das Leben in der Wohnung, und der Auszug des Sohnes, der Tochter hinterlässt eine schmerzende Lücke.

Paare, die sich nach Jahren gegenseitiger Verletzung, Missachtung oder Entfremdung trennen, trauern. Sie müssen Abschied nehmen von Hoffnungen, Erwartungen, müssen Enttäuschungen und Demütigungen verarbeiten.

Menschen, die ihre Heimat verloren haben, die wegen Krieg oder Verfolgung fliehen mussten, trauern. Ihre Wurzeln sind gekappt: Sie mussten ihr Zuhause, ihre Familie, ihre Sprache, ihre Kultur zurücklassen und leiden oft entsetzlich unter diesem Herausgerissensein, fühlen sich tief verwundet, traumatisiert und isoliert.

Unheilbar und chronisch Kranke, die dauerhaft auf Medikamente oder Maschinen angewiesen sind, trauern über den Verlust ihrer Vitalität und Unversehrtheit.

Sterbende ahnen und betrauern den kommenden Abschied, und Angehörige geraten durch den Tod eines geliebten Menschen oft in eine hoffnungslos erscheinende Grenzsituation. Das Kind, die Partnerin, die Mutter, der Bruder – mit dem endgültigen Verlust dieses Menschen stirbt auch ein Teil von uns und stürzt uns in tiefe Trauer.

Die natürliche Reaktion auf Verlust

Trauer gehört zum Leben. Sie ist die natürliche Antwort des Menschen auf Verlust, Abschied und Trennung. Und sie ist die lebenswichtige Fähigkeit, den tiefen Schmerz über diesen Verlust auszudrücken und zu verarbeiten, damit die seelische Wunde allmählich heilen und der Trauernde wieder das Gleichgewicht finden kann. Trauer erfasst mit ihrer Wucht und Gewalt den ganzen Menschen – und im Grunde ist jeder in der Lage, sie zu ertragen, zu durchleben und mit ihr wieder neu leben zu lernen. »Der Tod ragt immer ins Leben hinein. Ständig verlieren wir etwas, müssen wir loslassen, verzichten, uns voneinander trennen, etwas aufgeben. Immer wieder ist das Leben verändert, müssen wir Vertrautes verlassen, uns den Veränderungen stellen. Aber wir verlieren nicht nur, wir gewinnen auch. Das Leben, das abläuft, gibt uns die Gelegenheit, gerade durch die vielen Veränderungen unser Wesen aufzufalten, zu entfalten.« (Verena Kest, Trauern – Phasen und Chancen des psychischen Prozesses. Stuttgart 1982, S. 153)

Trauer heute

Trauer ist in unserer Gesellschaft ein Tabuthema, das nicht nur bei Betroffenen, sondern auch bei der Umwelt große Berührungsängste auslöst. So fühlen sich Trauernde oft allein ihren überwältigenden Gefühlen ausgeliefert und erleben gleichzeitig die Hilflosigkeit ihrer Mitmenschen. Freunde und Bekannte gehen ihnen plötzlich aus dem Weg oder begegnen ihnen mit gut gemeinten, aber letztlich kränkenden Ratschlägen wie: »Die Zeit heilt alle Wunden«, »Du solltest dich ablenken und mehr unter Leute gehen«, »Dein Vater hat sein Leben doch gelebt«. Natürlich sollen diese Worte trösten und helfen. Trauernde aber erleben sie zu Recht als Abwehr und Beschwichtigung. Oft verbirgt sich nämlich dahinter die Angst, den heftigen Gefühlen des Trauernden oder der eigenen Sterblichkeit zu begegnen. Diese Furcht ist verständlich, sie treibt aber die Betroffenen in die Isolation oder bestärkt sie in dem Versuch, ihrem eigenen Schmerz auszuweichen.

Der Abbruch einer Beziehung – Trennung oder Scheidung – kann ebenso große Verzweiflung nach sich ziehen wie der Tod des Partners. Wie bei jedem anderen Verlust eines Menschen sind mit diesem Ereignis tiefgreifende Veränderungen verbunden. Wo vorher Beziehung oder auch nur Streit war, ist plötzlich Leere. Hinzu kommt, dass einem geschiedenen Menschen von der Umwelt viel weniger Trauer zugestanden wird als einem verwitweten: Soll sie, soll er doch froh sein, dass dieser »Ehekrieg« zu Ende ist. Doch diese Menschen haben ihren Partner verloren, für den sie sich einmal entschieden haben, mit dem sie nicht nur schreckliche, sondern auch schöne Zeiten erlebten. Sie müssen mit dem Scheitern ihrer Beziehung fertig werden, müssen sich von Wünschen, Sehnsüchten, Hoffnungen verabschieden, müssen Verletzungen und Demütigungen verkraften. Erst nach einem oft langwierigen Trauerprozess können sie sich wieder neu erleben: als Menschen, die auch an Trennungen nicht zerbrechen, sondern durch den schmerzhaften Weg der Trauer innerlich gewachsen und gereift sind.

In den vergangenen Jahren hat ein Bewusstseinswandel eingesetzt: Allmählich wird erkannt, dass wir an Abschied und Trennung, an Verlust, Sterben und Tod nicht vorbeikommen und dass nicht gelebte Trauer krank machen kann. Seit einigen Jahren gibt es Ansätze zu einer neuen Trauerkultur. Immer mehr Menschen wünschen und suchen einen angemessenen Umgang mit Trauer, Tod und Sterben. Neben der zahlreichen Literatur zu diesem Thema gründen sich zunehmend Vereine, Organisationen und Selbsthilfegruppen, um Trauernde zu stützen und zu begleiten. Das lässt auf eine neue Trauerkultur hoffen, auf eine Gesellschaft, die Trauer enttabuisiert und die bereit ist, Betroffene auszuhalten und sie zu unterstützen.

Im Labyrinth der Trauer

Trauer ist mehr als traurig sein. Trauer ist ein oft über Jahre andauernder schmerzhafter Prozess, der uns hilft, uns allmählich von einem gravierenden Verlust zu lösen. Wer am Beginn der Trauer steht, kann das Neue, das sich aus der Trauer ergeben kann, natürlich noch nicht sehen. Jetzt stehen Abbruch, Verlassenheit, Ohnmacht, Hilflosigkeit und Aufbegehren im Vordergrund. Alles kreist um den Verlust und der Trauernde ist seelisch und körperlich aus dem Gleichgewicht. Ein Gefühlschaos aus Schmerz, Scham, Schuld, Wut, Idealisierung überfällt Betroffene und klingt von einer

Minute auf die andere wieder ab. Trauernde sind hin- und hergerissen zwischen Herz und Verstand: »Warum nur?«, »Das ist eine himmelschreiende Ungerechtigkeit!«, »Es kann nicht sein!«, klagen Betroffene. »Er ist aber tot, unwiederbringlich. So ist der Lauf der Welt«, sagt ihre Vernunft. Dieses Ringen zwischen Wunsch und Realität ist unendlich kräftezehrend und schmerzhaft. Umso wichtiger ist es, dass Trauernde sich dafür nicht verurteilen, sondern geduldig und verständnisvoll mit sich umgehen: Die Seele braucht Zeit, um zu begreifen, was der Verstand schon weiß. Psychisch muss ein Trauernder Schwerstarbeit leisten. Die Fülle von unterschiedlichen emotionalen Bindungen – die Verstorbene war Freundin, Geliebte, Gesprächspartnerin, engste Vertraute – ist plötzlich abgeschnitten und läuft ins Leere. Das ist wie Amputation. Trauerarbeit bedeutet, diese gekappten Bindungen wieder zurückzunehmen. Das ist mühevoll, schmerzlich und braucht Zeit. Erst wenn die durch die Trauer ausgelösten Gefühle wieder und wieder durchlebt wurden, wenn der trauernde Mensch den Verlust akzeptieren kann, ist die durch den Tod gerissene Wunde verheilt.

Symptome in der Trauer

Gerade am Anfang der Trauer sind Betroffene oft auch körperlich aus dem Gleichgewicht. Sie leiden unter Schlafstörungen, Appetitlosigkeit, mitunter auch unter Kopf-, Bauch-, Glieder-, Herzschmerzen, Atemnot, Konzentrationsstörungen. Nichts stimmt mehr.

Sie haben kaum Kraft und Energie, sich zu versorgen, geschweige denn ihrer Arbeit nachzugehen, und sind manchmal auf Hilfe angewiesen. Hinzu kommt, dass Trauernde überaus empfindlich, dünnhäutig und verletzlich sind. Nicht selten stellen sie das eigene Leben in Frage, sehnen sich danach, dem Verstorbenen nachzufolgen. Sie zweifeln, ob sie überhaupt noch lebensfähig sind, fühlen sich wie ausgelöscht. Gerade mit dem Verlust eines langjährigen Partners geht unheimlich viel an Sicherheit, Geborgenheit, Nähe und Identität verloren. Trauernde sind oft außer sich vor Kummer und haben Angst, verrückt zu werden. Manche Trauernde verkriechen sich mit ihrem Schmerz oder reagieren auf ihre Umwelt gereizt, unfreundlich und aggressiv. Dadurch verhindern sie, dass sie den Trost finden, nach dem sie sich sehnen.

Andere Betroffene werden plötzlich sehr aktiv. Sie verändern die ganze Wohnung oder ziehen um, sie verreisen, stürzen sich in die Arbeit oder gehen jeden Abend aus, obwohl sie vor dem Todesfall ausgesprochen häuslich waren. Äußerlich ist ihnen ihre Trauer nicht anzumerken und manchmal wundert sich die Mitwelt über diese Gefasstheit. Doch möglicherweise fühlen sich gerade diese Menschen besonders entwurzelt und verzweifelt. Trauer ist eben ein durch und durch individueller Prozess und niemand kann wissen, was einem Trauernden am besten hilft, mit dem Verlust fertig zu werden. Nur sie selber können herausfinden, was sie brauchen, um mit ihrem seelischen Druck umgehen zu können.

Todes-Erfahrung

WIR wissen nichts von diesem Hingehn, das
nicht mit uns teilt. Wir haben keinen Grund,
Bewunderung und Liebe oder Hass
dem Tod zu zeigen, den ein Maskenmund

tragischer Klage wunderlich entstellt.
Noch ist die Welt voll Rollen, die wir spielen.
Solang wir sorgen, ob wir auch gefielen,
spielt auch der Tod, obwohl er nicht gefällt.

Doch als du gingst, da brach in diese Bühne
ein Streifen Wirklichkeit durch jenen Spalt,
durch den du hingingst: Grün wirklicher Grüne,
wirklicher Sonnenschein, wirklicher Wald.

Wir spielen weiter. Bang und schwer Erlerntes
hersagend und Gebärden dann und wann
aufhebend; aber dein von uns entferntes,
aus unserm Stück entrücktes Dasein kann

uns manchmal überkommen, wie ein Wissen
von jener Wirklichkeit sich niedersenkend,
so dass wir eine Weile hingerissen
das Leben spielen, nicht an Beifall denkend.

RAINER MARIA RILKE

Wende

Innehalten.
Widerstandslos
sich fallen lassen
und nichts als staunen.
Einschlafen
zwischen Brandung und Fels –
nur noch das Meer im Ohr.
Ist das nur Müdigkeit und Erschöpfung
oder schon
das große Vertrauen?

CHRISTINE BUSTA

PORTRÄT: Der Endlichkeit bewusst – Diagnose Brustkrebs

Geschmackvoll gekleidet im schwarzen, fast knöchellangen Wollrock, senffarbenen Oberteil, eine aparte Kette mit großen korallenroten Kugeln um den schlanken Hals – so sitzt mir Gerda Lassing in ihrem Wohnzimmer gegenüber. Vor dem Fenster steht ein eleganter, gläserner Schreibtisch, darauf liegen zwei ordentlich geschichtete Papierstapel. Belletristik, politische, soziologische und psychologische Literatur füllt drei hohe Bücherregale. Die tiefstehende Februarsonne strahlt durch die weißen Sprossenfenster und taucht das Zimmer in ein helles Licht. In der Wohnung über uns übt jemand Klavier. Gerda Lassing ist 48 Jahre alt, eine schlanke, zierliche Frau mit braunen, etwas traurigen Augen. Immer in Bewegung – eine schnelle Sprecherin von beachtlicher Eloquenz – erzählt sie mir die Geschichte ihrer Krankheit: präzise, eindringlich und doch sachlich nüchtern.

Mitte Dezember 2001 fühlt sie in ihrer rechten Brust einen Knoten. In einer Mischung aus Angst und Verdrängung unternimmt sie erst einmal nichts. »Wahrscheinlich wieder eine Zyste wie schon vor sechs Jahren«, beschwichtigt sie sich. Außerdem steht in der Firma der Jahresabschluss bevor, als Abteilungsleiterin kann sie jetzt unmöglich fehlen! Und im Januar ist großes Familientreffen, da will sie unbedingt dabei sein.

Mehr als ein Monat verstreicht. Gerdas chronisch unterbesetzte, völlig überlastete Abteilung schafft gerade den Jahresabschluss, schon türmen sich die neuen Aufgaben auf ihrem Schreibtisch. Sie nimmt sich einen Tag frei, um endlich zum Arzt zu gehen.

»Warum sind Sie nicht eher gekommen?«, fragt der Röntgenologe fassungslos. Die Röntgenaufnahme zeigt eine fast drei Zentimeter große Geschwulst in ihrer rechten Brust – ein bösartiger Tumor. Das steht für den Arzt von Anfang an fest. Allerdings sehr wahrscheinlich lokal. Also keine Metastasen in der Lunge oder Leber, was absolut lebensbedrohlich wäre.

Gerda reagiert »wie immer in ganz, ganz schrecklichen Situationen mit Erstarrung«. Sie weint nicht, schreit nicht, sie weiß, was jetzt kommt, und funktioniert. »Ich habe – und das ist schon seltsam – seit Jahrzehnten unglaubliche

Ängste, Krebs zu bekommen«, erzählt sie. »Ich habe fast damit gerechnet. Und gleichzeitig, wie viele Menschen, auf die magische Kraft meiner Gedanken gehofft, nach dem Motto: Je größer meine Angst, desto geringer die Gefahr, dass ich krank werde.«

Als sie nach drei Stunden Untersuchung zu Hause ist, ruft Gerda Lassing zuallererst ihren Chef an und sagt ihm, dass sie wahrscheinlich Brustkrebs hätte. Das sei gerade festgestellt worden. Sie würde vermutlich sehr, sehr lange ausfallen. Was auch immer käme – er solle über ihren Job verfügen. Den würde sie auf keinen Fall weitermachen. Als sie den Hörer auflegt, geht es ihr schon mal besser. Diesen »Albtraum«-Job los zu sein, hat für sie etwas unendlich Erleichterndes. Erst jetzt kann sie sich mit ihrer Krankheit beschäftigen.

Gerda ist Abteilungsleiterin in einem großen amerikanischen Konzern. Täglich 12 bis 14 Stunden »Schufterei« über zweieinhalb Jahre brachten sie ans Ende ihrer Kräfte. Schon seit längerem denkt sie über einen Ausstieg nach, sah bisher diesen Schritt aber als persönliches Scheitern. Jetzt zögert sie keine Minute. »Es wird viel von sekundärem Krankheitsgewinn gesprochen. Den«, sagt Gerda, »habe ich eindeutig gespürt. Plötzlich war ich frei!«

Und die schreckliche Diagnose? »Ich habe nicht gehofft, dass sie sich in Luft auflösen würde. Ein solcher Mensch bin ich nicht. Ich habe die Zeit genutzt, mich darauf einzustellen, dass es so ist.« Also benachrichtigt Gerda ihre allerengsten Freunde und ihre Familie, beschafft sich Informationen, kümmert sich um ein geeignetes Krankenhaus. »Werde ich den nächsten Sommer noch erleben?«, fragt sie ihren Freund Carsten, einen Allgemeinarzt, und erfährt: »Das ist lebensbedrohlich, aber es verläuft in der Regel langsam.«

Als schockierend und doch aufschlussreich bezeichnet Gerda die Reaktion ihrer Eltern, zu denen sie ein schwieriges Verhältnis hat. »Da hast du uns ja etwas vorgesetzt«, sagt ihr Vater. Die kranke Tochter hört daraus die altvertraute Botschaft: »Lass mich in Ruhe, du überforderst mich!«, und hasst die Eltern. Den Besuch ihrer Mutter wenige Wochen nach der Operation empfindet sie nur als Last, die Mutter ist unfähig, über die Krankheit zu sprechen. In Phasen, in denen sie mit ihrem Schicksal ringt, hat Gerda in der Folgezeit »teilweise ganz irre Ausraster« und denkt: »Diese Krankheit hat mir meine Mutter auf den Leib gewünscht.«

Von Axel, ihrem langjährigen Partner, fühlt sie sich wunderbar unterstützt. Immer ist klar: »Ich bin krank, er ist gesund.« Sie muss keine Rücksicht auf ihn nehmen, wie es ihm mit ihrer Krankheit geht. Er versucht nicht krampfhaft, Optimismus zu verbreiten, begleitet sie zu allen Ärzten, was ihr sehr wichtig ist. Denn in ihrer Aufregung versteht sie Sachen oft falsch und kann nicht die richtigen Fragen stellen. In keiner Weise schreibt Axel ihr vor, wie sie sich in dieser Krankheit zu verhalten hat. »Und das, was sonst ein strukturelles

Problem unserer Beziehung ist: Ich, die Tüchtige, und er derjenige, der erst einmal sich und sein Befinden ernst nimmt – diese Rollenverteilung war nun aufgehoben.« Es ist eine Zeit des absoluten Ausnahmezustandes: Einerseits droht diese Krankheit, andererseits fühlt sich Gerda umsorgt und gemocht – von Axel, von ganz wenigen Freunden und Kollegen. Sie lebt auf.

Eine Woche nach der Diagnose wird sie operiert. Der Tumor wird entfernt, Chemotherapien und Bestrahlungen sollen folgen.

In dieser Zeit beschäftigt sie sich viel mit Statistiken und rechnet sich aus, wie hoch bei ihrem Befund die durchschnittliche Überlebensrate ist. Sie ist sich ihrer Endlichkeit sehr bewusst und stellt sich manchmal ihre eigene Beerdigung vor – beobachtend. Beim Sortieren ihrer Bücher, ihrer persönlichen Dinge kann sie, die sonst immer hortet und sammelt, sich ganz schnell von vielem trennen.

Zwischen erster und zweiter Chemotherapie heiraten sie und Axel – eine Entscheidung aus Tagen vor der Diagnose. Sie nutzen die Phasen, in denen Gerda sich kräftig genug fühlt, machen Ausflüge und genießen die kleinen Dinge, die plötzlich viel kostbarer sind. Im Laufe der nächsten Monate aber geht Gerda diese Aufbruchstimmung verloren. Vielleicht durch die lange, kräftezehrende Behandlung, die Bestrahlungen in einem großen, anonymen Krankenhaus, in dem sie sich nur als Nummer fühlt. Vielleicht auch durch den Rückzug einer sehr guten Freundin. Zudem nagt an ihr, dass sie bald wieder anfangen würde zu arbeiten und keine Lösung für ihre Probleme sieht.

»In Berichten über Krebskranke heißt es oft, alles sei von einer Minute auf die andere anders. Das stimmte bei mir überhaupt nicht. Aber diese Erwartung setzte mich total unter Druck. Sehr vieles ist wie vorher. Und es ist ganz, ganz toll, dass du nicht nur krebskrank bist, sondern auch ein normaler Mensch, der seinen Alltag lebt.«

Dass sie während ihrer ganzen Krankheitsperiode nie zusammengebrochen ist und ganz wenig geweint hat, erschreckt sie. »Ich habe mir in den letzten Jahren in der Firma eine Härte, eine Panzerung zugelegt, die auch in der Krankheit nicht aufgebrochen ist. Trauern, mich der Situation aussetzen, fällt mir sehr schwer, wenn ich es überhaupt tue.« Dennoch kommt eine andere Ernsthaftigkeit in ihr Leben. »Ich habe eine lebensbedrohliche Krankheit gehabt – habe sie vielleicht noch immer. Daran werde ich fast täglich erinnert. Und deshalb konnte ich nach der Diagnose auch nicht so weiterleben wie vorher.« Ein langsamer Veränderungsprozess beginnt.

»Ich habe unendlich unglücklich gelebt, und ob das nun für die Krankheit eine Rolle spielt oder nicht – es ist auf jeden Fall falsch.« Diese Erkenntnis lässt sie nachsichtiger werden, mit sich, mit anderen. In Streitereien mit Axel kann sie eher mal einlenken. Aber sich »auch nach wie vor über die kleinsten Dinge unheimlich aufregen«. In der Firma erlebt sie in einem schmerzhaften Prozess, dass sie sich ebenso wenig abgrenzen kann wie vor der Erkrankung und kündigt nach neun Monaten.

Das, was für sie vorher unheimlich beschämend war, nämlich Arbeitslosengeld zu beziehen, kann sie jetzt ohne weiteres annehmen. Aber immer noch glaubt sie, wenn sie sich in manchen Stationen ihres Lebens zusammengerissen hätte, wäre es erfolgreicher verlaufen.

»Auch wenn es mir heute in vielem besser geht als vor Jahren, erlebe ich nicht mehr so intensiv. Ich kann mich nicht so freuen wie früher, es erschreckt mich aber auch nichts mehr so richtig. Es ist ein bisschen wie in Watte laufen. Die drohende Krankheit, die jeden Tag wieder aufbrechen kann – vielleicht ist es das, was mich bedrückt.«

Trauer verstehen

Die Welt ist weit

Hinter der Welt wird ein Baum stehen
mit Blättern aus Wolken
und einer Krone aus Blau.
In seiner Rinde aus rotem Sonnenband
schneidet der Wind unser Herz
und kühlt es mit Tau.

Hinter der Welt wird ein Baum stehen,
eine Frucht in den Wipfeln,
mit einer Schale aus Gold.
Lass uns hinübersehen,
wenn sie im Herbst der Zeit
in Gottes Hände rollt!

INGEBORG BACHMANN

PORTRÄT: Abschied von der Kindheit – Verlust der Eltern

Heimweh! Sie hat so schreckliches Heimweh. Innerhalb von wenigen Tagen sind ihre Eltern gestorben. Sie hat ihre Wurzeln verloren. Trotz Mann, Kindern und Geschwistern fühlt sich Iris Burger* (48) unendlich verlassen und allein auf der Welt. Niemand, der sie versteht, keine, die wirklich wissen will, wie tief ihr Schmerz ist, wie groß ihre Verzweiflung und Trauer. »Das wird schon wieder«, bekommt sie immer wieder zu hören. »Es muss weitergehen« und »Deine Eltern haben doch ein hohes Alter erreicht und ihr Leben gelebt«. Diese Floskeln und Vertröstungen verletzen sie, machen sie wütend und einsam. Wie können diese Menschen so gedankenlos über den Tod ihrer Eltern reden? Weder der eigene Mann noch die Freundinnen und Bekannten begreifen, wie sehr sie leidet und wie verzweifelt sie ist. Ist das zu viel verlangt? »Wahrscheinlich kann dir niemand helfen und du musst allein damit klarkommen«, sagt sie sich und zieht sich zurück. Immer, wenn Verlassenheitsängste sie überkommen, betet sie, lange, beschwörend. Das hilft ihr und gibt ihr Kraft. Und sie stürzt sich in die Arbeit. Dort findet sie Halt und Ablenkung.

Im Frühsommer 2003 wird Iris Burgers Mutter nach einem Magendurchbruch ins Krankenhaus eingeliefert und operiert. Die 86-Jährige, die bis dahin fit und agil war, erholt sich nach diesem Eingriff nicht mehr. Ihre große Angst, bettlägerig und auf andere angewiesen zu sein, tritt ein. Die alte Dame muss rund um die Uhr betreut werden. In dieser Zeit fällt ihr 87-jähriger Mann und verletzt sich so schwer an der Hüfte, dass er ab diesem Zeitpunkt im Rollstuhl sitzen muss.

Schon seit einigen Jahren lebt das Ehepaar in einer betreuten Wohnanlage und wird hier versorgt. Auch Tochter Iris, die in der Nähe ihrer Eltern wohnt, sieht täglich nach dem Rechten. Das ist nicht einfach: Die Mutter hadert mit ihrer Abhängigkeit und ihrem körperlichen Verfall. An einem Tag agiert sie ihre Wut und Bitterkeit an ihrer Tochter aus, am nächsten tut es ihr wieder leid. Sie weint und entschuldigt sich bei Iris, die manchmal hilflos ist, weil sie nicht weiß, wie sie an ihre Mutter herankommen kann. Der Vater ist dagegen anspruchslos und geduldig. Bis auf seine Hüftbeschwerden ist er scheinbar stabil.

Wie begleitet man einen schwer kranken Menschen? Iris Burger führt lange Gespräche mit der Hausärztin, liest Bücher. Sie will ihre Mutter betreuen, will vorbereitet sein auf den Abschied. Aber als diese Anfang September 2003 über Nacht stirbt, ist sie doch hilflos und erstarrt. Weder ist sie in der Todesstunde bei ihrer Mutter, was sie sich immer gewünscht hat, noch kann sie den Abschied hinterher bewusst gestalten. Im Gegenteil. »Ich habe nicht geweint und habe nichts gespürt. Ich war unter Schock und bin fast ohnmächtig geworden. Auch nach zwei, drei Stunden, als ich mich körperlich wieder erholt hatte, war ich nicht in der Lage, bewusst zu handeln. Mutter lag im Schlafzimmer, ein weißes Laken war über sie gebreitet, und ich konnte sie nicht einmal anschauen – aus Scheu, die Verbitterung der letzten Monate würde sich auch im Tod noch zeigen. Hinterher hat es mir leidgetan. Vielleicht hat sie ja doch noch Frieden gefunden, und ich habe es nicht gesehen.«

Ihr Vater, der dabei war, als seine Frau starb, ist fassungslos, will es nicht glauben, und Iris hat das Gefühl, sie muss stark sein. Sie fühlt sich »hilflos wie ein Kind, das an der Hand genommen werden muss«. Doch nach außen ist sie sehr gefasst. Jetzt sind viele Dinge zu regeln, sie funktioniert und macht alles mechanisch: benachrichtigt ihre beiden älteren Brüder, die Verwandtschaft, kümmert sich um die Vorbereitungen zur Beerdigung. Eine große Stütze ist ihr Tante Adelheid, die Schwester des Vaters, die zwar schon alt, aber sehr zupackend ist und mit beiden Beinen im Leben steht.

Am Tag der Beerdigung ist Iris Burger immer noch in dieser Betriebsamkeit und spürt ihre Trauer nicht. Sie beobachtet, wie ihr Vater Abschied von seiner Frau nimmt. Er, der es sonst kaum im Rollstuhl aushält, sitzt an diesem Tag stundenlang, ohne zu klagen. Tränen laufen ihm die Wangen herunter, als er in seinem Stuhl am Grab steht. Iris ist tief berührt. Ihrem eigenen Schmerz begegnet sie erst später.

Die folgenden Tage verbringt Iris viel Zeit mit ihrem Vater. Er will seine Wohnung umgestalten und ist dabei sehr bestimmt. Die Tochter und ihr Mann stellen die Möbel so, wie der alte Mann es haben will. Doch kaum ist die Umräumaktion gemacht, wird er ins Krankenhaus eingeliefert: Magendurchbruch, dieselben Symptome wie damals seine Frau. In der Klinik erholt er sich wieder etwas und ermuntert seine Tochter, zu einer Konferenz zu fahren und ein paar Tage wegzubleiben. »Du brauchst das jetzt nach der Sache mit Mama. Und ich habe dir ja auch einigen Kummer gemacht.« Als auch die Krankenschwester ihr noch zuredet, fährt Iris Burger tatsächlich, bricht die Reise aber vorzeitig ab, weil sie unruhig ist. Zu spät. Als sie nach Hause kommt, ist ihr Vater schon tot.

»Das war so typisch für meinen Vater. Er wollte immer alles Unangenehme von mir fernhalten und mich schonen. Bestimmt hat er gespürt, dass es mit ihm zu Ende geht, aber er wollte mir das wohl ersparen. Ich konnte es hinnehmen, ohne schlechtes Gewissen. Es war mir sehr schwer ums Herz, als ich ihn tot vor mir liegen sah und ihn streichelte. Aber sein Tod hat in mir keine tiefen Wunden hinterlassen. Mein Vater war ein lieber Mensch, aber meine Bezugsperson war die Mutter.«

Der Verlust der Mutter ist es auch, der sie zutiefst erschüttert. »Es ist niemand mehr da, niemand mehr da!«, pocht es in ihr. Sie sucht den Kontakt mit den alten Tanten, die die verlorene Kindheit mitbringen. »Wir sprachen über vergangene Jahre, als ich noch nicht geboren war, als ich Kind war. Das war schön, wie im Fotoalbum blättern. Und viel wohltuender, als mit Menschen zu reden, die krampfhaft nach tröstenden Worten suchten. Von denen fühlte ich mich abgewiesen und vertröstet.«

Iris Burger hat es sehr schwer in dieser Zeit. Selbst von ihrer besten Freundin fühlt sie sich allein gelassen. Angefangen damit, dass diese es zeitlich nicht einrichten kann, zur Beerdigung zu kommen, bis hin zu einem nichts sagenden, floskelhaften Kondolenzschreiben. Die Trauernde bringt aber nicht den Mut auf, sich mit der Freundin auszusprechen. Dünnhäutig und verletzt zieht sie sich zurück. Hinzu kommen alte Kindheitsmuster, die sie längst überwunden glaubte, die aber jetzt, in dieser labilen Phase, wieder von ihr Besitz ergreifen: »Man zeigt in der Öffentlichkeit keine Gefühle. Das schickt sich nicht, das ist unfein«, war zu Hause immer die Devise und machte sie damals wie jetzt einsam.

Zuflucht findet Iris Burger im Beten und in der Arbeit. Die Journalistin und Buchautorin kann sich beim Schreiben ablenken. Gleichzeitig führt diese Tätigkeit sie aus ihrer Isolation und Sprachlosigkeit. Sie schreibt für Magazine über den Tod ihrer Eltern, über ihre Verzweiflung und Trauer. Und sie verfasst Kinderbücher, in denen sie ihre eigene verlorene Kindheit wieder aufleben lässt. Alles, was sie als Kind bewegte und was sie sich wünschte, aber nicht bekam, findet hier Platz und darf sein. Im Schreiben pflegt Iris Burger ihre Wunden, in den Wort- und Bücherwelten heilen ihre Verletzungen.

Mit ihrer Freundin hat Iris Burger sich inzwischen ausgesprochen. Aber das Vertrauen ist nicht mehr so wie früher, eine Narbe ist geblieben. Aus ihren schmerzhaften Erfahrungen hat sie gelernt,

Menschen, die in Schwierigkeiten sind, direkt anzusprechen. »Ein Bekannter von mir lebt in Scheidung und leidet sehr darunter. Als ich ihn neulich traf, fragte ich ihn, wie es ihm geht und ob es ihn verletzt, wie seine Kinder mit ihm umgehen. Hinterher sagte er mir, er hätte noch nie so ein Gespräch gehabt: Dass ich wirklich erfahren wollte, wie es ihm geht, hat diesen Kontakt möglich gemacht.«

Nach fast drei Jahren kann Iris Burger ohne Groll zurückblicken auf diese Zeit. Ihre Mutter, ihren Vater hat sie in guter Erinnerung. Die Trauer ist geblieben. Sie hat sich gewandelt, natürlich. Der brennende Schmerz ist einer Sehnsucht gewichen. »Ach, wäre doch jetzt Mutter da«, denkt sie manchmal wehmütig, wenn sie mit ihrer pubertierenden Tochter keine Gesprächsebene findet. Oder kürzlich, als sie auf einem alten Foto ihren Vater sah, hörte sie im Geist seine warme, gewinnende Stimme, und die Tränen stiegen ihr in die Augen.

Ihr möchtet das Geheimnis des Lebens kennen lernen.
Aber wie werdet ihr es finden, wenn ihr es nicht
im Herzen des Lebens sucht?

KHALIL GIBRAN

Jeder Mensch trauert auf seine Weise

Trauer hat tausend verschiedene Gesichter und jeder Betroffene, der sich von einem geliebten Menschen verabschieden muss, macht dies auf seine eigene Art und in seinem Tempo. Niemand kann wissen, was einem Trauernden am besten hilft, mit seinem Verlust fertig zu werden. Trauer ist ein durch und durch individueller Prozess und sie verläuft je nach Art und Dauer der Beziehung, der persönlichen Geschichte, Entwicklung und der konkreten Lebensumstände der Betroffenen unterschiedlich.

Dennoch folgt Trauer bestimmten Gesetzmäßigkeiten, die jeder durchläuft. Das Wissen um diese Trauerphasen kann Trauernden und Mitmenschen helfen, die Gefühle und Reaktionen besser zu verstehen. Das Modell der Trauerphasen, das die Schweizer Psychologin Verena Kast entwickelte, gilt heute als eine der wichtigsten Grundlagen für ein Verständnis von Trauerabläufen. Es wird im Folgenden kurz beschrieben.

Trauerphasen (nach Verena Kast)

1. Die Phase der Erstarrung und Verleugnung

»Nein, das ist nicht wahr. Das ist nur ein schrecklicher Traum!« Die Nachricht vom Tod eines nahen Menschen versetzt Betroffene oft in einen Schockzustand. Sie spüren nichts, fühlen nichts, sind erstarrt, verwirrt, hilflos und unfähig, irgendeine Entscheidung zu treffen. Manche Menschen reagieren auch körperlich: rasender Puls, Kreislaufprobleme, Übelkeit, Unruhe. Sämtliche Symptome eines Schocks können auftreten. Vor allem, wenn der Tod plötzlich und unerwartet eintritt, sind Angehörige fassungslos und schier betäubt. Ihre Welt bricht von einer Minute auf die andere zusammen, ihr Inneres droht zu zerbersten.

Der Schock und dieses Nicht-wahrhaben-Wollen schützen Betroffene davor, das Unfassbare ins Bewusstsein eindringen zu lassen. Erst wenn sie dazu in der Lage sind, können sie allmählich den Verlust zulassen und begreifen. Das kann einige Stunden oder Tage dauern, mitunter aber auch mehrere Monate.

2. Die Phase der aufbrechenden chaotischen Gefühle

Löst sich die Starre und Empfindungslosigkeit, bahnen sich heftige und widersprüchliche Gefühle ihren Weg. Verzweiflung, Kummer und Schmerz, Wut, Zorn und Ohnmacht, Traurigkeit, verzehrende Sehnsucht, Angst und Schuldgefühle wechseln einander ab – ein Wust an Gefühlen überkommt die Betroffenen. Je nach Mentalität der Trauernden, je nach Umständen des Todes überwiegen bestimmte Gefühle. Ängstliche Menschen quälen sich in dieser Zeit eher mit Panikattacken, andere agieren ihren Schmerz mit zornigen und wütenden Beschuldigungen gegen Ärzte aus. Eltern, die ein Kind verloren haben, leiden unter heftigen Schuldgefühlen.

Oft richtet sich der Zorn aber auch gegen den Toten, der die Trauernden verlassen oder durch seinen Lebenswandel seinen Tod mit verursacht hat. Und gegen die Trauernden selbst: Sie machen sich Vorwürfe, nicht genügend getan zu haben, sind über sich entsetzt, dass sie über den Verstorbenen schlecht denken – es ist ein Ringen und Hadern, ein Wechselbad intensiver Gefühlsstürme.

Die Betroffenen schwanken zwischen Verklärung (»Sie war die wunderbarste Frau, wir waren so glücklich miteinander«) und Depression (»Es ist alles sinnlos und unerträglich«), ziehen sich zurück und können doch nicht allein sein, sind gereizt und bedürftig. Sie haben es schwer mit sich und anderen und brauchen geduldige und feinfühlige Begleitung. Je nach Art der Beziehung zum Verstorbenen kann diese Phase mehrere Jahre dauern.

3. *Die Phase des Suchens, Findens und Sich-Trennens*
Wenn wir etwas verloren haben, suchen wir, und so geht es uns auch mit dem verstorbenen Menschen. Wieder und wieder suchen Trauernde ihre Toten in Erinnerungen, Fantasien. Sie führen Gespräche mit ihnen, glauben sie zu sehen, zu hören. Dann wieder versinken sie in Tagträume. Wenn sie mit anderen Menschen reden, landen sie immer bei ihren Verstorbenen. Sie suchen Orte auf, an denen die Toten oft waren, sehen sich Fotos an, hören Musik, die sie mit den Toten verbindet, übernehmen deren Gewohnheiten, identifizieren sich mit ihnen. Diese Begegnungen mit den Verlorenen dienen der Auseinandersetzung und der Verarbeitung des Verlustes. Trauernde versuchen, möglichst viel von der Beziehung in ihr jetziges Leben »zu retten«. Dieses Suchen und Begegnen erleben sie als intensiv und schön, aber gleichzeitig als sehr schmerzhaft, löst es doch immer wieder die aufbrechenden chaotischen Gefühle aus. Selbstmordgedanken tauchen in dieser Phase oft auf, werden aber selten umgesetzt.

Das Suchen, Finden und Sich-wieder-Trennen ist ein Prozess, in dem Trauernde allmählich den Verlust akzeptieren und sich für ein Weiterleben ohne den Verstorbenen entscheiden können. Je mehr sie finden, was erinnert wird und weiterleben kann, je mehr Möglichkeiten sie haben, ihre Gefühle auszudrücken, desto eher können Betroffene sich von ihren Verstorbenen trennen.

Diese Zeit des Suchens und Sich-Trennens kann über Jahre immer wieder kommen.

4. Die Phase des neuen Selbst- und Weltbezugs

Irgendwann im Laufe des Trauerprozesses spüren Betroffene, dass sie den Verlust des Toten langsam akzeptieren. Sie kreisen in ihren Gedanken und Fantasien nicht mehr dauernd um den verstorbenen Menschen und fangen an, ihr Leben zu gestalten. Dabei hat der Tote einen festen Platz in ihrem Herzen. Er wird gewissermaßen zu einer inneren Figur. Die gemeinsam verbrachte Zeit wird mit einem Gefühl der Dankbarkeit, auch der Wehmut gesehen. Nicht selten bedauern Hinterbliebene, dass sie die Möglichkeiten mit dem Verstorbenen nicht gut genutzt haben, dass sie manches verschoben haben auf spätere Zeiten, die es nun nicht mehr gibt. Der idealisierte Blick auf den Toten wird nun realistisch, die guten, aber auch die weniger guten Zeiten werden erinnert. Die Hinterbliebenen können Abschied nehmen.

Sie spüren, dass ihr Leben wieder einen Sinn hat. Sie öffnen sich, entdecken eine neue Selbstständigkeit und fühlen sich manchmal fast euphorisch. Gleichzeitig sind sie noch labil und erleben immer wieder Rückfälle. Verzweiflung und Angst überkommen sie unvermutet und scheinen das neu gewonnene Lebensgefühl zu zerstören. Doch diese Einbrüche vergehen oft ebenso schnell, wie sie aufgetaucht sind.

An dieser Stelle sei nochmals betont, dass diese Phasen helfen sollen, die Trauerabläufe zu verstehen. Sie dürfen aber keinesfalls als vorhersehbare Entwicklung des Trauerprozesses gesehen werden. Trauer verläuft weder nach einem vorhersehbaren Plan noch in einer linearen Abfolge der verschiedenen Phasen. Seelische Prozesse lassen sich nicht in ein Raster pressen und nehmen bei jedem Menschen eigene, persönliche Wege. Trauer ist ein lebendiges Geschehen, das zwar bestimmten Gesetzmäßigkeiten folgt, das sich aber bei jedem Menschen individuell gestaltet. Wie Trauer verläuft, welche Formen sie annimmt, hängt von der Art und Dauer der Beziehung zwischen Trauerndem und Verstorbenem oder Verlorenem ab, von der Persönlichkeit des Hinterbliebenen, von den Umständen des Todes oder Verlustes, von der Situation des Angehörigen. Die Verarbeitung eines Verlustes ist meist ein langwieriger und komplexer Prozess mit vielen Rückschlägen, aber auch immer wieder mit Zeiten der Erleichterung, der Zuversicht und Freude. Die einzelnen Phasen wiederholen sich, vermischen sich, dann wieder scheint alles gut zu sein – Trauer braucht Zeit.

Verschiedene Verluste

Wie Verluste sich auf unser Leben auswirken, hängt natürlich davon ab, wen wir verloren haben, in welcher Beziehung wir zu dem Verstorbenen standen und unter welchen Umständen der Tod unseres nahen Menschen eingetreten ist.

Doris Dörrie, Das blaue Kleid **LESETIPP**
Diogenes Verlag, Zürich 2002

Florian und Babette teilen ein gemeinsames Lebensschicksal: Beide haben ihren Partner verloren: Florian trauert um seinen langjährigen Freund Alfred, der an Krebs starb. Babette verlor während einer Urlaubsreise auf Bali durch einen tragischen Verkehrsunfall ihren Ehemann. Ein blaues Kleid, das Babette in Alfreds und Florians Boutique gekauft hatte, führt die beiden zusammen. Gemeinsam durchleben Babette und Florian die Phasen der Trauer, bis sich ihnen schließlich neue Lebensperspektiven eröffnen.

Auszug

»Lieber Thomas,
... ich schreibe dir, weil ich spontan beschlossen habe, am Montag mit Florian nach Mexiko zu fahren, zum Tag der Toten. Der zweite November ist der Todestag seines Freundes Alfred, und Florian und ich haben vor zwei Tagen einen Fernsehbericht gesehen über Oaxaca, wo die Toten an Allerheiligen gefeiert werden und man riesige Partys für sie auf dem Friedhof gibt. Das kam uns beiden so tröstlich vor, dass wir gleich am nächsten Morgen ins Reisebüro gesaust sind und zwei Tickets nach Mexiko gekauft haben.«

Trauer um den Lebenspartner

Der Tod des Ehemannes, der Ehefrau, des langjährigen Lebensgefährten stürzt die Zurückbleibenden oft in eine tiefe Lebenskrise. In den gemeinsam verbrachten Jahren, den schönen und schweren Zeiten, ist zwischen den Partnern eine tiefe Verbundenheit gewachsen, die durch den Tod zerrissen wird. Das ganze eigene Leben ist in Frage gestellt. Die Hinterbliebenen leiden oft jahrelang unter Einsamkeit und Identitätsverlust. Sie müssen nicht nur den Tod bewältigen, sie müssen auch mit dem Stigma der »Verwitwung« fertig werden. Ohne den verstorbenen Lebenspartner bleiben sie nun oft außen vor, sind fünftes Rad am Wagen und müssen nach neuen gesellschaftlichen Kontakten suchen – ein schwerer Weg, bis sie wieder Sinn im Leben finden.

Der plötzliche Tod

Stirbt ein Mensch plötzlich und unerwartet, so ist dies für Angehörige überaus tragisch. Sie haben keinerlei Möglichkeit, sich zu verabschieden, vorbereitende Trauer ist nicht möglich. Der Verlorene wurde wirklich mitten aus dem Leben gerissen. Womöglich standen Konflikte, Probleme oder Ungesagtes zwischen dem Toten und den Zurückbleibenden. Auch Gefühle der Liebe und Anerkennung konnten nicht mehr mitgeteilt werden. Das ist für Trauernde besonders schwer auszuhalten, und nicht selten kommt es nach einem plötzlichen Tod zu massiven Problemen im Trauerprozess.

Hat der Verstorbene Selbstmord begangen, sind die Hinterbliebenen nicht nur mit dem plötzlichen Verlust konfrontiert, sondern auch mit der quälenden Frage nach Schuld oder Mitschuld. Selbstmord ist ein großes Tabu. Scham und Angst hindern die Angehörigen oft, über die Todesursache zu sprechen. Sie ziehen sich zurück, isolieren sich und nehmen sich damit die Möglichkeit, Unterstützung und Anteilnahme zu erfahren. Für den Trauerprozess ist das äußerst problematisch. Zurückbleibende eines Menschen, der Selbstmord beging, haben ein extrem schweres Schicksal zu tragen. Eine sensible und fachkundige Unterstützung ist für sie besonders wichtig.

Verwaiste Eltern

Der Tod eines Kindes ist für Eltern ein tragisches Schicksal, das sie vielleicht ihr Leben lang nicht überwinden. Es ist unnatürlich, unbegreiflich und »ungerecht«, dass ein Mensch in jungen Jahren stirbt – der Lebenszyklus ist durchtrennt, wenn ein Kind vor den Eltern stirbt. Kinder sind Träger von Hoffnungen, Erwartungen, Wünschen. Mit dem »Tod vor der Zeit« sterben auch die Hoffnungen der Eltern, die sich, besonders wenn das Kind durch einen Unfall ums Leben kam, oft mit massiven Schuldgefühlen quälen.

Für die zurückbleibende Familie ist der Tod eines Kindes eine enorme Belastung: Nicht selten zerbrechen Ehen, die Geschwister des verstorbenen Kindes sind tief erschüttert und mitunter ihr Leben lang geprägt vom Verlust und seinen schwerwiegenden Folgen. Jetzt kann der Austausch mit anderen Betroffenen sehr hilfreich und rettend sein. Unterstützung, oft unter professioneller Anleitung, bieten die »Verwaisten Eltern« (Adresse siehe Anhang).

Wenig Raum und Beachtung findet in unserer Gesellschaft der Tod von Kindern vor oder bei der Geburt. Eltern, die sich fragen, ob sie Schuld haben an einer Fehlgeburt oder Totgeburt, die ihre Hoffnungen und Wünsche mit dem Tod des kleinen Wesens begraben müssen, haben es schwer mit ihrer Trauer: Die Umwelt hat nur wenig Verständnis dafür, dass der Tod eines Fötus oder eines Säuglings Trauer auslöst, die gelebt werden muss.

Auch Schwangerschaftsunterbrechungen sind ein sensibler Bereich. Die betroffenen Frauen haben meist mit vielschichtigen und komplexen Schuldgefühlen zu kämpfen. Sie fühlen sich schuldig gegenüber dem Kind, gegenüber dem »Leben«, gegenüber dem Partner, den Eltern, gegenüber sich selbst und gegenüber Gott. Diese Verstrickungen in unterschiedlichste Schuldgefühle machen es ihnen oft unmöglich, ihre

LESETIPP

Leon de Winter, Malibu
Diogenes Verlag, Zürich 2003

Für den 47-jährigen Niederländer Joop Koopmann wird das Weihnachtsfest von einem tragischen Ereignis überschattet: Seine 17-jährige Tochter stirbt plötzlich bei einem Verkehrsunfall. Ihr Freund, der den Unfall überlebt hat, sieht sich vor eine neue Herausforderung gestellt, die sein weiteres Leben zumindest mittelfristig bestimmen soll: Er will die Aufgabe des Trauerbegleiters übernehmen ...

Auszug

»Joop wachte um ein Uhr nachts auf, zu Beginn des fünfundzwanzigsten Dezember des Jahres 2000. Weihnachten. In der ersten Minute blieb er liegen und fragte sich, wieso er um

diese Zeit im Wohnzimmer auf dem Sofa lag. Einen Moment lang herrschte Frieden, dann ging er davon aus, dass Mirjam im Bett lag. Bis sich plötzlich, mit grellen Blitzen, die aus den hintersten Winkeln seines Gedächtnisses in sein Herz schossen (seltsamerweise war es eine physische Wahrnehmung, die sich im Inneren seines Brustkastens abspielte), die Ereignisse der vergangenen Tage wieder zu einem kohärenten Ganzen formierten und sich das Inakzeptable in den Vordergrund drängte, dass Mirjams Bett unberührt war und sie nie wieder die Treppe herunterkommen würde. Er sprang auf, krank von den Bildern in seinem Kopf, raste nach oben und warf die Tür zu ihrem Zimmer auf.

Er sackte auf der Schwelle in sich zusammen und blieb dort hocken, das Gesicht in den Händen vergraben und wie ein orthodoxer Jude vor- und zurückwippend, wobei er ununterbrochen ihren Namen murmelte. Dann verfiel er minutenlang in allein von seiner Atmung untermalte Lautlosigkeit. Für Momente bildete er sich ein, dass dies ein Albtraum sei, aus dem er erwachen werde, doch unweigerlich kam das Bewusstsein, dass Mirjams Tod eine unwiderrufliche Tatsache war, dass er nie wieder ihre Stimme durchs Telefon hören werde, dass sie ihm nie wieder mit den Fingern durchs Haar wuscheln werde. Aber wenn er sich konzentrierte, die Augen zukniff und die Zähne zusammenbiss, die Hände zu Fäusten ballte und jede Faser seines Körpers anspannte, dann sah er sie, dann hörte er ihre Stimme, dann konnte er die glatte Haut ihres Halses streicheln.«

Trauer zu leben. Doch unbearbeitet und vergraben wird diese Trauer Ursache seelischer und körperlicher Krankheiten. Ohne Hilfe und einfühlsame Begleitung finden diese Frauen manchmal nicht wieder aus ihren Schuldkomplexen heraus.

Eltern bedeuten für uns Heimat, Kindheit, Geborgenheit. Sterben unsere Eltern, so fühlen wir uns ausgesetzt und entwurzelt, unabhängig davon, wie alt, wie gebrechlich oder senil unser Vater, unsere Mutter bei ihrem Tod waren. Jetzt ist kein Rückzug ins Elternhaus mehr möglich. Wir, die Kinder, rücken nach im Kreislauf des Lebens.

Simone de Beauvoir, Ein sanfter Tod **LESETIPP**
Rowohlt Verlag, Reinbek 1968

Ein zunächst nicht besonders folgenreich scheinender Unfall konfrontiert Simone de Beauvoir mit einer schrecklichen Diagnose: Ihre Mutter leidet an Krebs, in fortgeschrittenem Stadium. Vor der Tochter liegen vier schwierige Wochen, in denen sie sich mit dem plötzlichen, jedoch sanften Tod ihrer Mutter vertraut machen muss.

Auszug

»Was wäre geschehen, wenn Mamas Arzt den Krebs schon anhand der ersten Symptome erkannt hätte? Wahrscheinlich hätte man ihn durch Bestrahlung bekämpft, und Mama hätte zwei oder drei Jahre länger gelebt. Aber sie hätte das Wesen ihrer Krankheit gekannt oder doch geahnt und hätte den Rest ihres Daseins in schrecklichen Qualen verbracht. Sehr bedauerlich fanden wir, dass der Irrtum des Arztes uns getäuscht hatte; sonst wäre uns Mamas Glück über alles gegangen. Dass Jeanne und Poupette sie im Sommer nicht bei sich aufnehmen konnten, hätte dann nichts ausgemacht. Ich hätte sie häufiger besucht und für Abwechslung gesorgt.
Und soll man nun bedauern oder nicht, dass die Ärzte sie belebten und operierten? Sie, die keinen einzigen Tag ihres

Lebens verlieren wollte, hat dreißig Tage »gewonnen«. Sie haben ihr Freude, aber auch Angst und Schmerzen gebracht. Da sie der Marter entgangen ist, von der ich sie manchmal bedroht glaubte, vermag ich die Frage in ihrem Namen nicht zu entscheiden. Mama am selben Tag zu verlieren, an dem sie sie wieder sah, hätte für meine Schwester einen Schock bedeutet, von dem sie sich nur schwer erholt hätte. Und ich? Diese vier Wochen haben in mir Bilder, Albträume und traurige Gefühle hinterlassen, die ich nie kennen gelernt hätte, wenn Mama am Mittwochmorgen hinübergegangen wäre. Doch kann ich die Erschütterung, die ich darüber empfunden hätte, nicht abschätzen, da mein Schmerz in unvorhergesehener Weise zum Ausbruch kam. Ein Gutes hatte dieser Aufschub für uns ganz sicherlich: er hat uns vor Gewissensbissen bewahrt – oder doch fast bewahrt. Wenn jemand uns Nahestehender davongeht, büßen wir die Schuld des Überlebens mit tausend quälenden Gewissensbissen. Sein Tod enthüllt uns seine Eigenart und seine Einmaligkeit; er wird allumfassend wie die Welt, die seine Abwesenheit für ihn zunichte macht und der seiner Abwesenheit volles Vorhandensein verlieh. Uns scheint, dass er in unserem Leben einen größeren Platz hätte einnehmen müssen: vielleicht sogar allen Platz. Diesem Schwindel erregenden Gedanken entreißen wir uns: er war ja nur einer unter vielen. Doch da man niemals – selbst nicht innerhalb der (anfechtbaren) Grenzen, die man sich gesetzt hat – sein Möglichstes für jemanden tut, bleiben uns immer noch viele Selbstvorwürfe. Mama gegenüber hatten wir uns in den letzten Jahren vor allem Vernachlässigungen, Unterlassungen und Achtlosigkeiten zuschulden kommen lassen. Durch die ihr gewidmeten Tage, durch den Frieden, den unsere Anwesenheit ihr gab, und durch die Siege über Furcht und Schmerz hatten wir, so schien uns, all das wieder gutgemacht. Ohne unsere beharrliche Wachsamkeit hätte sie sehr viel mehr leiden müssen.

Denn vergleichsweise war ihr Tod wirklich sanft.«

Auch erwachsene Kinder, die jahre- oder jahrzehntelang sehr selbstständig und unabhängig von ihren Eltern leben, müssen nach deren Tod feststellen, wie tief erschüttert sie durch den Verlust sind. Natürlich wussten sie, dass Vater und Mutter irgendwann sterben müssen. Aber niemand kann sich mit dem Verstand auf einen Verlust vorbereiten: Wissen schützt nicht vor der Wucht der Trauergefühle.

Der Tod der Eltern ist immer schmerzhaft. Tragisch aber ist es, wenn Kinder ihre Eltern oder einen Elternteil verlieren. Auch das ist ein Verlust »vor der Zeit«. Kinder brauchen ihre Eltern, sind existenziell auf sie angewiesen. Der zurückgebliebene Elternteil oder die Verwandten und Freunde sind meist selbst tief erschüttert und seelisch nicht in der Lage, den verwaisten Kindern den nötigen Halt im Trauerprozess zu geben. Professionelle und einfühlsame Hilfe ist hier nötig, um die betroffenen Kinder durch die schwere Zeit zu begleiten.

Wenn Kinder trauern

Kinder erleben den Tod anders als wir Erwachsenen. Je nach Alter und Entwicklungsstand und natürlich je nach Einstellung der Eltern nehmen sie den Verlust eines Menschen sehr unterschiedlich auf. Kleine Kinder haben noch keine Vorstellung vom Tod. Dennoch kann der Tod von Eltern oder Geschwistern für sie schwerwiegende Folgen haben, auch wenn ihnen das äußerlich nicht anzumerken ist. Fatal kann es sich auswirken, wenn der Tod eines nahen Menschen vor ihnen geheim gehalten wird oder wenn sie von der Beerdigung ausgeschlossen werden: Sie spüren, dass etwas Wesentliches geschieht, entwickeln Fantasien und nicht selten Schuldgefühle, dass sie etwas falsch gemacht haben oder bestraft werden sollen. Solche Erfahrungen können sehr prägend sein. Menschen, die in der Kindheit derartige Erlebnisse gemacht haben, tragen oft ihr Leben lang Schuldgefühle mit sich herum.

Kinder unter drei Jahren können den Tod noch nicht begreifen. In ihrer Vorstellung ist der Tote nur für kurze Zeit weggegangen und kommt wieder.

Ab dem vierten Lebensjahr beginnen Kinder langsam, sich für Tod und Sterben zu interessieren, meist aber ohne besondere Empfindungen. Immer noch begreifen sie das Ereignis als vorübergehenden Zustand. Man sollte sie aber in dieser Vorstellung nicht bestätigen, weil sie sonst darauf warten, dass die Toten wiederkommen. Auch sollte man sich vor Erklärungen wie: »Die Oma ist eingeschlafen« hüten. Das verwirrt Kinder. Sie warten womöglich darauf, dass die Tote wieder aufwacht.

Ist ein Familienmitglied gestorben, können Kinder dadurch verstärkte Ängste vor der Dunkelheit oder dem Alleinsein entwickeln.

Oder sie fühlen sich schuldig am Tod der Oma, des Bruders, etwa weil sie nicht artig waren. Dann ist es wichtig, Kindern diese Befürchtung zu nehmen, zu erklären und zu versichern, dass das Geschehene nichts mit ihnen zu tun hat.

Ab dem fünften Lebensjahr wird der Tod für Kinder realistischer. Sie wollen erforschen, was es damit auf sich hat, stellen viele Fragen und erleben, dass Alter und Krankheit damit zusammenhängen.

Mit sechs Jahren haben Kinder Gefühlsreaktionen auf Tod und Sterben. Sie betrauern den Tod von Tieren, stellen Fragen. Sie interessieren sich für Todesursachen und Beerdigungen, glauben aber nicht, dass sie selber davon betroffen sein könnten.

Ab dem siebten Lebensjahr beginnen Kinder sich intensiver mit dem Tod auseinander zu setzen. Wohin gehen die Toten, was geschieht nach dem Tod? Sie haben Angst um ihre Eltern, vor allem wenn sie sich emotional nicht geborgen fühlen.

Kinder mit acht Jahren begreifen, dass jeder Mensch einmal sterben muss, auch sie selber. Mit ihrer kindlichen Logik errechnen sie, dass die Eltern viel später sterben als die Großeltern, und sind erleichtert.

Ab etwa neun Jahren verstehen Kinder, was Tod biologisch bedeutet. Sie wissen, dass der Tote nicht mehr wiederkehrt und spüren, dass sich dadurch ihr Leben ändern kann.

Danach erkennen Kinder den Tod als unausweichliches Geschehen im Leben an. Er bedeutet Trennung und Endgültigkeit. Beim Tod eines nahen Menschen reagieren sie nicht selten mit körperlichen Symptomen wie Übelkeit, Kreislaufbeschwerden, Schwächeanfällen. Oder sie fallen in frühere Entwicklungsstufen zurück, nässen in ihr Bett. Leistungsabfall in der Schule, Rückzug oder aggressives Verhalten können auch Ausdruck der Trauer sein. Deshalb müssen Erzieherinnen im Kindergarten und Lehrkräfte in der Schule informiert werden.

Kinder und Jugendliche, die einen nahen Menschen

verloren haben, brauchen viel Zuwendung und Aufmerksamkeit. Ist etwa ein Elternteil verstorben, so leiden sie oft unter massiven Verlustängsten und brauchen die Gewissheit, dass der überlebende Elternteil für sie da ist. Viele trauernde Eltern fühlen sich damit überfordert. Wie sollen sie ihren Kindern Halt und Sicherheit geben, wenn sie selber nicht mehr weiter wissen? In solchen Fällen ist es wichtig, sich Hilfe bei Verwandten, Freunden und in begleitenden oder therapeutischen Einrichtungen zu holen (siehe Adressenanhang).

LESETIPPS

Inger Hermann/Carme Solé-Vendrell,
Du wirst immer bei mir sein
Patmos Verlag, Düsseldorf 2002

Alles hatte so schön angefangen. Gemeinsam wollten sie in Urlaub fahren. Ein plötzliches Unwetter während der Autofahrt hatte alles verändert: Als Peter wieder aufwacht, liegt er in einem Krankenbett im Krankenhaus. Seine Mutter erzählt ihm unter Tränen, dass sein Vater bei dem Verkehrsunfall, den das Unwetter verursacht hatte, ums Leben gekommen ist. Plötzlich ist alles anders. Aber in der Erinnerung lebt Peters Vater weiter …

Dirk Walbreker/Martina Mair,
Ist Omi jetzt ein Engel?
Pattloch Verlag, München 2006

Miriam ist traurig. Und stumm. Und hilflos. Ihre Omi ist gestorben. Aber wo ist sie jetzt? Zusammen mit ihrer Kuschelpuppe macht sie sich auf den Weg der

Erinnerung. Sie begibt sich an die Orte, an denen sie am liebsten mit ihrer Omi war und wo sie die schönsten und innigsten Erlebnisse mit ihr hatte: das Kuschelbett, wo ihr die Omi Geschichten vorgelesen hat; der Wald, wo sie immer Verstecken gespielt haben; das Sofa, auf dem sie in alten Fotoalben geblättert haben ... Es sind Szenen, in denen Miriam und der Leser des Buches mit wachsender Intensität und Spannung die Omi suchen – und finden. Es sind Erlebnisse, die über die lustigen und schönen Augenblicke bis hin zum traurigen Abschied führen. Aber am Ende tut es schon ein bisschen weniger weh, dass die Omi nicht mehr da ist. Denn Miriam hat verstanden: Omi ist nicht nur beim lieben Gott im Himmel. Sie bleibt auch in ihrem Herzen lebendig und lebt dort für immer weiter.

Amelie Fried/Jacky Gleich,
Hat Opa einen Anzug an?
Hanser Verlag, München 1997

Brunos Opa ist gestorben. Wo mag er jetzt sein? Xaver, Brunos Bruder, sagt, er sei auf dem Friedhof. Doch Bennos Vater meint, er sei jetzt im Himmel. Wer hat Recht? Bruno ist verwirrt und sieht sich vorsichtshalber in Opas Zimmer um. Vielleicht hatten sich die anderen geirrt und er ist doch noch dort!
Bruno muss nach und nach lernen, dass Opa zwar tot ist und nicht mehr wieder zurückkommt, aber in der Erinnerung weiterlebt. Soll er wütend sein oder traurig? »Und wann muss ich sterben?«, will Bruno wissen ...

Sag, woher kommen
Die schönen, die frommen
Die tausend und aber Millionen
Weißgekleideter Anemonen?

»Wir sind die Kindlein, die abgeschieden
So frühe hienieden;
Nun wohnen wir oben,
Im Vaterhause da droben.«
»Was tut ihr nun hier
Im Waldesrevier,
Ihr lieben Kleinen
Beim Frühlingserscheinen?«

»Drum dürfen wir fort,
Jedes an seinen Heimatort;
Auf Ostern, da wird Vakanz gegeben,
Drei Wochen lang welch ein Freudenleben!

Und drum sind wir hier
Im Waldesrevier
Alle weiß gekleidet. Mägdlein wie Söhnlein
Mit goldenen Krönlein.«

CHRISTIAN WAGNER

Die Seele

Meinem Vater

Es geht dein Leib, dein schönes Angesicht
Zur Erde ein, dass Erde ihn erneue
Wird schwarze Taxuswand und Windenbläue
Ein Tropfen Tau im siebenfarbnen Licht.

Es steigt dein freier kalter Geist ins All,
Empor in jenes Reich demantner Kühle
Wird Licht in Licht, Stern in der Sternenfülle
Ein reiner Klang im ehernen Choral.

Zuweilen nur, im Anbeginn der Nacht
Wird das Geäst ein schwerer Flügel streifen
Und durch den Garten, wo die Früchte reifen
Geht deine Seele, die ums Leben klagt.

MARIE LUISE KASCHNITZ

PORTRÄT: Unwiederbringlich – Vater hat sich umgebracht

Schon das Backsteinhaus mit seinen blauen Fenstern und Türen ist ein Blickfang in dieser nüchternen Landwirtschaftsgegend. Und erst der Garten! Ein Paradies inmitten der grünen, platten Felder im Nordwesten Niedersachsens: Auf der einen Seite eine kleine Wiese mit Obstbäumen. Eine Holzlege lehnt an einem Schuppen, die großen Scheite knistern in der warmen Junisonne. Auf der anderen Seite ein großer Teich. Schilf ragt aus dem dunklen Wasser, Libellen tänzeln in der Luft. Die gepolsterte Gartenliege auf dem verwitterten Holzbohlensteg lädt zum Verweilen ein. Hasel- und Schneeballsträucher, üppig blühende Margeriten in Terrakottakübeln, leuchtende, duftende Blütenkissen hier und da locken Bienen und Hummeln – eine prachtvolle und harmonische Pflanzensinfonie. Und im Herzen des Ganzen ein wunderschöner Bauerngarten: Erdbeer-, Radieschen- und Salatbeete, Johannisbeerstauden mit rot glänzenden Beerentrauben, dazwischen roter und weißer Phlox, von Bienen umschwärmter Sommersalbei, hochragender rosa Fingerhut, Rosenbäumchen mit gefüllten, duftenden Blüten. Niedrige Buchsbaumhecken rahmen die Beete ein und am Ende des Weges steht eine lauschige Laube.

Marion Siemers*, die Architektin dieser botanischen Oase, ist eine leidenschaftliche Gärtnerin. Die 48-Jährige verbringt hier viele erfüllte Stunden. Mit Strohhut, aufgekrempelten Ärmeln und in hellen Jeans kniet die kräftige, blonde Frau im Gemüsebeet, ganz versunken in ihrer Pflanzenwelt. Sie lockert die Krumme um den Rittersporn, stützt die prächtigen Gladiolen mit selbstgeschnitzten Holzspänen. Mit den Händen in der Erde ist Marion sich nah. Dann lösen sich ihre strengen Gesichtszüge und der Ausdruck dieser herben Frau wird weich. Ein Ort der Geborgenheit, dieser Garten. Ihre tiefe, innige Liebe zu ihrem Garten verstehe ich erst, seit ich ihre Geschichte kenne, ihre Geschichte seit jungen Jahren.

Am 4. März 1970 kommt Marion, 14 Jahre und Älteste von vier Geschwistern, von der Schule nach Hause und spürt: Etwas Schreckliches ist passiert. Ihre Mutter ist in der Gärtnerei des Vaters, was sie sonst nie tut. Der Vater selbst ist nicht auffindbar. Das erfährt Marion von ihrer Oma, die – selbst aufgelöst – versucht, die Kinder zu vertrösten. Eine Zeit lang hält das Mädchen still, dann läuft sie zum elterlichen Betrieb, hört Mutter, Onkel und Großeltern im Büro reden und lauscht: Ihr Vater hat sich in der Nacht vergiftet. Mit Pflanzenschutzmitteln. Marion rennt nach Hause, spricht mit niemandem darüber, bringt abends ihre kleineren Geschwister ins Bett und wartet. Spätabends kommt endlich die Mutter. Vollkommen aufgelöst erklärt sie der Tochter: »Papa ist tot! Er hatte einen Herzschlag.« Marion ist fassungslos. Das Unbegreifliche. Und dann noch »diese Lüge«, das trifft sie »wie eine Ohrfeige«. Sie »flippt aus, tobt, schreit«, kommt irgendwann weinend im Bett wieder zu sich. Aber sie sagt ihrer Mutter nicht, was sie weiß, bringt es einfach nicht fertig, sie daraufhin anzusprechen, schont sie. Eine Entscheidung mit schweren Folgen.

Am Tag der Beerdigung ist Marion »wie von Sinnen«. Während der Messe geht ihr Onkel mit ihr vor die Kirche, weil sie so laut weint, und an die Friedhofszeremonie erinnert sie sich kaum noch: Sie »muss betäubt gewesen sein vor Schmerz«. In den folgenden Tagen, Wochen ist Marion verzweifelt. Wie soll das gehen ohne ihren geliebten Vater? Wer macht jetzt mit ihr Wanderungen? Wer spielt mit ihr Rommee, wer geht mit ihr baden? Wer hält zu ihr, wenn die Mutter sie ungerecht behandelt? Ihr inniger Vertrauter. Tot. Unwiederbringlich! Und eine Mutter, die ständig nur weint. Die Geschwister, die noch so klein sind und nicht verstehen. Was soll nur werden? »Ich muss stark sein, sonst bricht hier alles zusammen«, beschwört sich Marion. Doch manchmal versinkt sie in ihrer Not, hilflos, ausgeliefert.

Jahrelang wartet sie darauf, dass die Mutter ihr die Wahrheit sagt und ihr erklärt, warum sie an jenem Abend log. Nichts. Und so trauert in der Familie jeder für sich allein. Denn auch ihren Geschwistern erzählt das Mädchen nicht, was sie weiß – und was diese wahrscheinlich ahnen. Das Geheimnis bleibt gewahrt. Monatelang geht die Mutter jeden Sonntag – »weinend und schwarz gekleidet« – zum Grab. Die Kinder kommen mit, ungefragt. Zunehmend rührt sich Unwillen in Marion. Sie empfindet diese Grabgänge als »unehrlich und inszeniert«. Aber sie kann ihr Unbehagen nicht benennen und wagt es nicht zu widersprechen.

Oft ist das Mädchen misstrauisch. Stimmt es, wenn die Mutter sich mit Kopfschmerzen zurückzieht? Oder ist sie traurig und geht es ihr deswegen schlecht? Grämt sie sich gar wegen der Tochter? Schuldgefühle plagen die Jugendliche. Sie nimmt sich noch mehr zusammen, hilft ihrer Mutter, wo sie kann, ist zuverlässig, vernünftig. »Pubertät? Discos? Das kam bei mir nicht vor«, erzählt Marion. Sie verliert ihre Jugend an das schreckliche Geheimnis und an die unsagbare Trauer. Ihren Schmerz vergräbt sie tief in sich.

Mit 18 Jahren beginnt Marion sich zu fragen, warum ihr Vater sich umgebracht hat. Bis dahin war es einfach nur schrecklich, dass er tot war. Jetzt ist sie wütend auf ihre Familie. Wie einsam und verzweifelt muss dieser Mann gewesen sein? Und niemand in dieser »feinen Familie«, zu dem er hätte gehen können. Ihre Wut und Spekulationen behält Marion für sich. Sie geht weg von zu Hause, macht eine Ausbildung zur Erzieherin, heiratet. Immer wieder leidet sie unter depressiven Schüben, oft ausgelöst durch Erinnerungen an ihren Vater – und fasst sich wieder.

Einmal, sie ist jetzt Ende 20, konfrontiert sie ihre Mutter mit der Lüge. »Warum hast du das getan?«, bohrt sie und sagt ihr, dass sie das bis heute nicht verstehen kann. Die Mutter reagiert schockiert und verzweifelt. Sie weiß, »dass es nicht richtig war«, aber sie »kann es doch nicht rückgängig machen«.

Anfang 30 verliebt sich Marion in einen anderen Mann, wagt mit ihm eine neue Beziehung und lässt sich von ihrem Ehemann scheiden. Auch aus ihrem fordernden Beruf steigt sie aus, wird arbeitslos, zieht aufs Land und arbeitet als Helferin auf einem Biobauernhof, still, zurückgezogen. Ein radikaler Umbruch im Leben der jungen Frau. Ohne es zu wissen, schafft sie sich den Rahmen, in dem sie sich ihrem Thema, ihrer ungelebten Trauer, widmen kann.

Dass ihre lähmenden, schwermütigen Phasen,

die sie immer noch überkommen, aus ihrem vergrabenen Schmerz herrühren, weiß sie da noch nicht. Auch nicht, dass ihre Unsicherheit und Unzufriedenheit damit zusammenhängen. Erst viel später – Marion ist schon über 40 Jahre alt – wird ihr vieles klar. »Nicht bewusst, es geschah einfach.« Marion wohnt inzwischen mit ihrem Lebenspartner in dem liebevoll gestalteten Backsteinhaus. Mehrere Jahre lang träumt sie immer wieder von ihrem Vater: Träume, in denen sie ihn sieht, aber nicht erreichen kann: Sie ruft ihn, doch er hört sie nicht, sie rennt hinter ihm her, bleibt stecken in Menschenmassen und verliert ihn wieder aus den Augen. Tagsüber ist sie aufgewühlt, taucht ab in ihre Kindheit, liest Bücher über Trauer und Verlust. Und geht in den Garten.

»Mein Vater war Gärtner. Vielleicht ist es das, was mich in den Garten treibt? Beim Arbeiten in der Erde bin ich ihm ganz nah.«

Dabei geht es viel um praktische Dinge: Ob die Ringelblumen zu sehr wuchern und ausgedünnt werden sollen und wie sie die Beerensträucher gegen Pilzbefall schützen kann. »Wäre schön, wenn du jetzt da wärst«, sagt sie zu ihm und spürt Wehmut, Bedauern, spürt, wie die Trauer kommt und wieder vergeht.

»Immer wieder mal ist es schwer, dass es diesen Menschen, den ich so geliebt habe, für mich nicht mehr gibt, dass wir so wenig Zeit miteinander hatten. Dass ich ihm das, was ich hier angelegt habe, nicht zeigen kann. Dieses Unwiederbringliche macht mich auch heute noch traurig.« Aber im Garten findet Marion Trost: Dort hat ihr Vater Platz, dort kann sie ihm begegnen und inspiriert ihr Werk weitergestalten. Der Verlust gehört zu ihrem Leben und hat sich doch gewandelt im Garten. Im Vermächtnis ihres Vaters. Auch dass sie jetzt an seinem Grab stehen und weinen kann, diesen Schmerz nicht mehr wegdrücken muss, ist ihr sehr wertvoll. Sie, die harte, strenge und manchmal aufbrausende Frau ist weicher, zugänglicher und gelassener geworden. Der harte Knoten in ihrem Inneren hat sich gelöst.

Marion Siemers ist inzwischen versöhnt mit ihrem Jugendtrauma. Sie sieht aber auch, dass ihre Mutter und die Erwachsenen ihrer Familie damals nicht gut mit dem Tod des Vaters und der Trauer der Kinder umgegangen sind. »Ich wusste und meine Geschwister spürten, dass Mutter uns belog. Das machte uns misstrauisch und mich hart. Hätte sie uns die Wahrheit gesagt, so hätten wir etwas Gemeinsames gehabt, vielleicht mehr gemeinsam trauern können. Das hätte uns verbunden. Die Trauer wäre dadurch nicht leichter geworden, aber sicherlich das Zusammenleben. Dass das nicht möglich war, finde ich schade.« Marion ist überzeugt, dass auch ihre kleinen Geschwister die Wahrheit verkraftet hätten. »Besser als die Lüge. Denn Kinder nehmen nur auf, was sie verstehen und verkraften.« Und das Wichtigste: »Sie werden ernst genommen.«

Wenn Trauer krank macht

TRAUER IST EIN normaler seelischer Prozess, der uns hilft, mit Verlusten fertig zu werden. Sie ist keine Krankheit, kann aber krank machen, wenn sie nicht zum Ausdruck gebracht werden kann und unbewältigt bleibt. So ist nicht gelebte Trauer oft die Ursache für Depressionen und psychosomatische Erkrankungen.

Problematisch kann Trauer werden, wenn alte, nicht abgeschlossene Lebenswunden wieder aufbrechen. Dann kommen mit dem Schmerz über den akuten Verlust längst vergangene Verletzungen ans Tageslicht. Eine Gefühlslawine überrollt den trauernden Menschen, überfordert ihn und kann ihn in eine lebensbedrohliche Krise stürzen.

Auch Zurückbleibende, die einen Menschen verloren haben, mit dem sie unglücklich waren, tun sich schwer mit ihrer Trauer. Wie sollen sie umgehen mit ihren Verletzungen, mit ihrer Bitterkeit, ihrem gescheiterten Leben?

Je gewaltsamer, je traumatischer der Verlust, desto schwerer und schmerzlicher ist er für die Hinterbliebenen. Trauer nach dem Tod eines Kindes, nach einem Unfalltod, nach Selbstmord oder Gewalttod ist für Betroffene oft nicht mehr zu bewältigen. Zu schrecklich ist das Geschehene. Der Trauernde kann es einfach nicht fassen, es übersteigt seine Möglichkeiten. Er kann den Verlust oftmals ohne professionelle Unterstützung nicht verarbeiten.

Normale und erschwerte Trauer

Trauer ist kein linearer Prozess, sie hat viele Gesichter und Ausdrucksformen. Daher ist es auch schwierig, zwischen normaler und erschwerter Trauer zu unterscheiden. Es hilft zu wissen, dass im Trauerprozess Gefühle und Verhaltensweisen auftreten, die uns verrückt erscheinen, dass es »normal« ist, wenn wir außer uns sind und unsere eigenen Reaktionen nicht verstehen. Extreme Ereignisse in der Trauer sind immer nur Übergänge, sind Teil des Prozesses. Problematisch ist jede Trauer, in der es keine Bewegung gibt, in der Trauernde erstarren und wie versteinert bleiben. Blockierungen können in unterschiedlichen Phasen des Trauerweges auftreten.

Probleme zu Beginn des Trauerprozesses – aufgeschobene Trauer

Werden wir mit dem Tod eines geliebten Menschen konfrontiert, so ist es völlig normal, dass wir diesen Verlust zunächst nicht wahrhaben wollen und leugnen. Verharren wir aber im Leugnen, wird die Trauer nur aufgeschoben. Menschen, die im Verdrängen stehen bleiben, lassen sich oft keine Schwäche anmerken. Scheinbar ohne Einbruch leben sie ihren normalen Alltag weiter, als hätte sich nichts geändert. Die Pflichten und Aufgaben – so behaupten sie – sind so dringend, dass sie keine Zeit für Trauer und Verzweiflung haben. Das Fatale ist, dass solche Menschen für ihre Tapferkeit meist auch noch bewundert und so in ihrer Verdrängung bestärkt werden.

Eine andere Form, der Trauer auszuweichen, ist die Flucht in soziales Engagement. Die Sorge um andere Menschen mag lindernd wirken, sie kann jedoch die eigene Trauer nicht auflösen. Wir können nicht stellvertretend trauern lassen. Trauernde, die sich stabilisieren, indem sie andere Trauernde begleiten, für sie da sind und sich aufopfern, bauen auf Abhängigkeit. Sie fühlen sich gut, solange andere ihre Hilfe brauchen, brechen aber zusammen, wenn niemand mehr da ist, um den sie sich kümmern können. Irgendwann sind sie selbst ausgelaugt, weil sie mit diesem Gebrauchtwerden ihre eigene Trauer verdrängen.

Manche Menschen sinken durch einen schweren Verlust in Apathie. Statt eines Gefühlschaos empfinden sie eine große Leere. Sie machen alles automatisch, empfinden nichts, spüren nichts, vernachlässigen sich und andere. Sie bleiben erstarrt und vermeiden damit eine Auseinandersetzung mit ihrer Trauer.

Stehen bleiben im Trauerprozess – gehemmte Trauer

Dann wieder gibt es Menschen, die aus ihrem Schmerz überhaupt nicht herausfinden. Sie vermeiden zwar ihre Trauer nicht, erlauben sich dabei aber nur bestimmte Gefühle. Schmerz, Verzweiflung, Hilflosigkeit dürfen sein, nicht aber Zorn, Hass, Anklage und Wut. Dadurch bleiben sie in ihrer Trauer stecken und landen nicht selten in der Depression.

Schuldgefühle gehören zu jedem Trauerprozess, doch manche Betroffene haben es besonders schwer damit. »Hätte ich meine Tochter von der Schule abgeholt, wäre sie nicht vor den Laster gelaufen.« »Wäre ich doch an diesem Abend zu meiner Mutter gefahren, dann hätte sie nicht allein sterben müssen.« »Hätte ich doch meinem Sohn entschiedener von dieser Motorradtour abgeraten, dann würde er jetzt noch leben.« Schuldvorwürfe sind umso heftiger, je plötzlicher der Tod eingetreten ist; es gab keine Möglichkeit des Abschieds mehr. Auch wenn ein Kind stirbt oder wenn ein Mensch Selbstmord begeht, geben sich die Angehörigen oft die Schuld dafür, ein Versuch, das Unbegreifliche zu bewältigen. Manchmal sind Trauernde in ihren Schuldgefühlen richtiggehend gefangen und alle anderen Gefühle geraten in den Hintergrund. Dann hilft es natürlich auch nicht, sich diese Schuldvorwürfe zu verbieten. Viel wichtiger ist es, sie auszusprechen, im Laufe der Zeit einzusehen, dass wir uns als Menschen immer schuldig machen, dass es aber darum geht, uns selbst und anderen zu verzeihen.

Endloses Suchen – chronische Trauer

Jeder Trauernde durchlebt eine Zeit des Suchens nach dem Toten. Die Sehnsucht ist so groß, dass die Betroffenen tatsächlich glauben, ihn zu sehen, zu hören. Das ist »normal«, wenn Trauernde irgendwann auch in der Lage sind, sich zu verabschieden, zu sagen: Das ist Vergangenheit. Doch diesen Schritt können manche Menschen nicht tun. Sie bleiben ewig Suchende, die keinen Platz für einen Neuanfang lassen. Die Verbindung mit dem Toten kann nicht verwandelt werden, sie dominiert das Leben des Zurückbleibenden und die Trauer setzt sich endlos fort. Gefesselt an die Welt der Toten leben chronisch Trauernde beladen, depressiv und in Schuldgefühlen ein eingeschränktes, unerfülltes Leben.

Trauer als Chance

Verluste sind unvermeidlich, das müssen wir im Laufe unseres Lebens immer wieder erfahren. Wenn wir uns mit der dadurch ausgelösten Trauer auseinander setzen und sie mit all ihren Facetten annehmen, können wir daran reifen. In der Wucht des Schmerzes, in Zeiten, da wir wieder Halt im Leben zu finden glauben, in erneuten Rückfällen vollzieht sich ein seelischer Prozess. Und erst im Nachhinein, nach Jahren der Schwere und des Leidens, können wir diese Zeit der Trauer als schöpferischen Prozess sehen. Wir ziehen Bilanz und ordnen unser Leben neu. Im Idealfall wird uns deutlich, wie kostbar unsere Tage sind: Oberflächliches ödet uns an, wir entscheiden bewusster, wie wir unsere Zeit verbringen. Lebten wir früher mit dem Gefühl, dass uns sehr vieles verfügbar ist, dass wir alles im Griff haben, so erfahren wir durch den Prozess der Trauer äußerst leidvoll unsere Begrenztheit.

Der Schmerz, den wir auf dem Weg der Trauer erleiden, ist groß. Aber die Alternative, die Trauer zu verdrängen, fordert einen hohen Tribut. Unterdrückte Trauer lähmt, breitet ein schweres, graues Tuch über unser Leben, macht uns hart, bitter, ängstlich und sehr oft krank.

Es stimmt: Es wird nie mehr so, wie es war. Auch wenn die Wunde verheilt ist, wird eine Narbe bleiben, werden traurige Erinnerung, Wehmut unser Leben begleiten, aber eben auch Erfülltheit und Dankbarkeit. Eines ist gewiss: Das Leben geht weiter, aber es geht anders weiter. Trauer ist eine Verwandlungskünstlerin, die uns auf einen Neuanfang vorbereitet.

Die Liebende

Ja ich sehne mich nach dir. Ich gleite
mich verlierend selbst mir aus der Hand,
ohne Hoffnung, dass ich Das bestreite,
was zu mir kommt wie aus deiner Seite
ernst und unbeirrt und unverwandt.

... jene Zeiten: O wie war ich Eines,
nichts was rief und nichts was mich verriet;
meine Stille war wie eines Steines,
über den der Bach sein Murmeln zieht.

Aber jetzt in diesen Frühlingswochen
hat mich etwas langsam abgebrochen
von dem unbewussten dunkeln Jahr.
Etwas hat mein armes warmes Leben
irgendeinem in die Hand gegeben,
der nicht weiß was ich noch gestern war.

Rainer Maria Rilke

PORTRÄT: Zurück ins Leben – der Tod des Partners

Es war eine große Liebe mit intensiven, glücklichen Zeiten. Mit diesem Mann wäre sie gerne alt geworden. Aber es sollte nicht sein. Im Sommer 1998 wird er plötzlich schwer krank: Lungentumor. Und nachdem sie beide erst noch hoffen und kämpfen, ist doch bald klar: Es wird nicht mehr. Die Metastasierung ist schon zu weit fortgeschritten. Schon wenige Monate nach der Diagnose stirbt Erich Solder* mit 68 Jahren.

Jetzt, fast sieben Jahre später, erzählt mir Regina Solder* die Geschichte dieses Verlustes. Ganz spontan, obwohl sie mich nicht kennt, lädt sie mich zu sich nach Hause ein. Das Thema ist ihr sehr wichtig. Sie holt mich vom Bahnhof ab. Eine attraktive, schick gekleidete Frau mit schulterlangen, rötlichen Haaren, kleinen Lachfältchen um die dunklen, dezent geschminkten Augen, eine jung gebliebene 60-Jährige mit flottem Gang, temperamentvoll, lebendig, direkt.

Erich und Regina Solder waren beide lange im medizinischen Bereich tätig, er in der medizintechnischen Industrie, sie im Röntgeninstitut. Nach der Operation wussten sie beide: Da ist nichts mehr zu machen. Und trotzdem wollen sie nicht wahrhaben, dass es keine Hoffnung mehr gibt. Bis es ihnen schließlich gelingt, das Unaussprechliche zu benennen und offen über Erichs Tod zu sprechen. »Das war in dem Moment sehr befreiend, weil wir uns nichts mehr vormachen mussten und uns wieder begegnen konnten.«

Regina Solder pflegt ihren Mann zu Hause und beide wollen sie die Zeit, die ihnen noch bleibt, so gut wie möglich gestalten. Das ist stimmig und doch schwer. Abschiedsschmerz, Wut, Angst und Trauer, aber auch tiefe Verbundenheit und Nähe bis zum Ende. »Ich war in meiner Arbeit immer viel mit Tod konfrontiert: Im Bereitschaftsdienst in der Chirurgie starben nachts auf dem OP-Tisch oft Unfallverletzte. Das war eine permanente Auseinandersetzung mit Endlichkeit.« Diese Erfahrungen und ihr Glaube ermöglichen es Regina Solder, ihren Mann in seinen letzten Wochen gut zu begleiten. »Für mich ist Sterben ein Teil des Lebens und der Tod ein Übergang in eine Welt, in die wir alle mal gehen.« Am letzten Samstag im November 1998 stirbt Erich Solder, ganz ruhig schläft er ein.

Ihre bewusste Haltung bewahrt Regina Solder jedoch nicht vor den Gefühlen, die nach dem Tod über sie hereinbrechen.

Mit 53 Jahren ist sie zum ersten Mal in ihrem Leben wirklich auf sich allein gestellt. Sie, die mit einer Zwillingsschwester geboren und mit sieben Geschwistern aufgewachsen ist, dann heiratete, eine Tochter bekam, sich mit 40 Jahren von ihrem Mann trennte und gleich die zweite Ehe mit Erich Solder einging, ist plötzlich auf sich selbst zurückgeworfen. Das ist eine vollkommen neue und beängstigende Erfahrung. »Das Schwierigste aber war, diese eigene Ohnmacht zu erleben. Bislang bin ich immer im Leben zielstrebig auf das zugegangen, was ich mir vorgenommen hatte. Und jetzt zu erfahren, es gibt noch eine höhere Macht, die anders entscheidet. Das machte mich unendlich wütend. Wie konnte Gott das zulassen?«

Nach der Beerdigung durchlebt Regina Solder eine kritische Phase. Was soll das jetzt noch? Warum soll sie allein kämpfen? Will sie überhaupt weiterleben? Und dann diese Wechselbäder der Gefühle. Einerseits das Leben draußen. Sie macht sich zurecht, erledigt ihre Geschäfte, lässt sich nichts anmerken und hält ein Stück diese Fassade aufrecht. Doch in dem Moment, in dem sie den Schlüssel in die Wohnungstür steckt, spürt sie, wie die Verzweiflung sie einholt. Sie kann diese Leere nicht aushalten, diesen Schmerz nicht ertragen. Nichts ist mehr in der Balance. Dieses Hin und Her zwischen drinnen und draußen kostet unendlich viel Kraft und manchmal hat sie das Gefühl, sie wird verrückt.

Doch Regina Solder ist eine Frau, die ihr Leben immer in die Hand genommen hat. Sie will nicht in die Depression abrutschen und rettet sich mit Disziplin über diese Zeit hinweg. »Ich habe mich von vornherein bemüht, meine Struktur beizubehalten, nahm meinen Dienst in der Telefonseelsorge wieder auf. Aber ich habe mir auch viel Freiraum gegönnt. Wenn mich der Kummer überkam, bin ich rausgegangen. Denn ich wusste, zu Hause drehe ich mich nur im Kreis und verhärte. Ich habe Stiefel und Anorak angezogen und bin gelaufen, kilometerweit. Eine Zeit lang bin ich jeden Morgen schwimmen gegangen. Nach den furchtbaren Nächten hat sich dann jedes Mal viel gelöst. Und der Tag war gerettet.«

Als besonders verletzend erlebt sie in dieser Zeit die Auseinandersetzungen mit Erich Solders Kindern aus erster Ehe. Es kommt zu Erbstreitigkeiten. Erst hinterher wird Regina Solder klar, warum sie die Aggressionen dieser Kinder so zu spüren bekam: »Sie haben ihren Vater mit mir sehr glücklich gesehen. Das war mit ihrer Mutter, die 1980 starb, nicht so. Vater und Kinder hätten darüber reden müssen und haben es nie getan. Dieser unausgesprochene Zorn der Kinder traf dann mich. Man sagt ja: Gutes wird nach einem Trauerfall intensiver und wächst zusammen, Risse werden noch größer. Alles Vorhandene verstärkt sich, positiv oder negativ. Diese Erfahrung hab ich auch gemacht. Das war schwer auszuhalten und verstärkte meine Trauer. Innerlich ist bei mir da etwas abgestorben, und es kam zum Bruch mit den Kindern.«

Auch im Freundeskreis erlebt sie Enttäuschungen. »Du weißt ja: Wenn du etwas brauchst, kannst du gerne anrufen«, sagen sie zu ihr. Doch dieses Angebot hilft ihr nicht. »Wenn ich ganz unten war und es mir sehr schlecht ging, hatte ich nicht die Kraft, jemanden anzurufen.« Die Ermunterung: »Du schaffst das schon«, erlebt sie als bequeme Ausrede, nichts zu tun. Und die Ängstlichkeit der Freunde, über den Tod ihres Mannes zu sprechen, macht sie einsam und wütend. »Trauernde kriegen die Zuwendung bis kurz nach der Beerdigung. Und dann hat alles weiterzugehen, als wäre nichts gewesen. Aber es ist ja nichts wie vorher. Der Tod des Partners ist ein unendlicher Einbruch, und das Leben verändert sich von heute auf morgen kolossal.« Das versucht sie, ihren Freunden begreiflich zu machen. Sie braucht Menschen, die sie mit ihrer Trauer aushalten, ihr zuhören und sie nicht vertrösten oder meiden. Nur wenige können ihr das geben.

Im Laufe der Zeit verändert sich ihre Trauer.

»Dieses Leid soll nicht umsonst sein«, sagt sie sich und sucht nach einer neuen Aufgabe, einem neuen Sinn in ihrem Leben. Als sie 1985 zu ihrem Mann nach Norddeutschland ging, hängte sie ihren Beruf als leitende Röntgenassistentin an den Nagel und begann etwas Neues: Sie studierte Psychologie, machte eine Ausbildung zur Familientherapeutin und arbeitete lange in diesem Bereich. Jetzt, nach dem Tod des Partners, ist Familientherapie nicht mehr ihr Thema, wohl aber die Arbeit mit Menschen.

Regina Solder macht eine Ausbildung zur Sterbebegleiterin und arbeitet zwei Jahre in einem Krankenhaus als Seelsorgerin. Bis sie spürt: »Ich möchte wieder ins Leben zurück und auch viel lieber in Gruppen arbeiten: Das ist lebendiger, da kann ich meine Kreativität einbringen.« Sie bildet sich weiter zur Trauerbegleiterin und erlebt: »Ich bin authentisch. Durch mein eigenes Schicksal verstehe ich Trauernde. Ich kann aber auch vermitteln, dass es einen Weg aus der Trauer gibt. Schließlich habe ich das am eigenen Leib erlebt.« In der Gruppe kann sie Betroffenen den Raum bieten, den sie selber so schmerzlich vermisste: den Raum, über ihr Leid zu reden und gehört zu werden. Und es macht ihr Freude zu sehen, wie sich Menschen wandeln, wie sie wieder Frieden und Lebenslust finden.

»In jedem Abschied, in jeder Trauer liegt eine Chance. Das kann man natürlich im Schmerz nicht sehen. Aber wir reifen nun einmal am meisten durch Leiderfahrung. Im Nachhinein weiß ich:

Hätte ich das nicht durchlebt, ich wäre nicht die, die ich heute bin. Weil mir nichts anderes übrig blieb, habe ich gelernt, es mit mir selbst auszuhalten, und erlebt, dass ich daran nicht zu Grunde gehe. Eine wertvolle Erfahrung, die mich unabhängiger machte, mir Vertrauen und Mut gab. Ich mache weniger Kompromisse, verplempere meine Zeit nicht mehr. Ich sehe klarer, was ich will, und habe mich von manchen Menschen verabschiedet, nicht aus Verbitterung, sondern aus der Einsicht, dass ich andere nicht verändern kann, dass ich aber auch nicht alles mitmachen muss. Bis dahin war es natürlich ein Stück Weg.«

Im Leid nicht stecken zu bleiben, nicht zu resignieren und allen anderen die Schuld zu geben – das war wesentlich für Regina Solder. Ihre Arznei war Bewegung, Disziplin, Struktur, herauszufinden, was ihr gut tut, und sich auf den Weg zu machen. Anderen helfen Gespräche in der Gruppe, Arbeit im Garten, Spaziergänge in der Natur, manchmal auch Therapie. Allmählich, so ihre Erfahrung, verwandelt sich der Schmerz. Die gemeinsame Zeit mit dem verstorbenen Partner wird zu einer Kostbarkeit, zu einem Nährboden, der trägt. Zunehmend empfindet sie das Alleinsein als neugewonnene Freiheit, denn man macht ja auch immer Kompromisse in einer Partnerschaft. Sie genießt es, unabhängig zu entscheiden, und erkennt: Ich habe ein Recht auf Lebensfreude und Genuss.

Seit sechs Jahren begleitet Regina Solder Trauernde. In letzter Zeit fragt sie sich hin und wieder: »Wie lange willst du das noch machen?«, und spürt, dass eine Veränderung ansteht. In ihrem Leben ist wieder ein Mann aufgetaucht, der ihr mehr und mehr bedeutet – und sie ihm. »Diese Begegnung ist sehr schön, und ich möchte wieder mehr Privatleben haben. Wir wissen alle nicht, wie lange wir leben, und diese Beziehung ist mir sehr wichtig. Also werde ich mein Engagement als Seminarleiterin und Trauerbegleiterin langsam reduzieren. Etwas Neues kommt.«

Nach sieben Jahren hat die Trauer Regina Solders Leben verändert. Und ihr Leben die Trauer.

Das Leid, mein Freund,
macht meine Kehle stumm,
Wo bist du, Freund,
ich muss dich wiederfinden.
IRMGARD KEUN

Trauer erleben

Verlust und Verzweiflung

VERLIEREN WIR ETWAS, wird uns etwas Wesentliches genommen, das uns kostbar und wichtig ist, werden wir tief erschüttert. Menschen, die wegen Krieg und Verfolgung aus ihrer Heimat vertrieben werden, sind oft schwer traumatisiert. Paare, die sich trennen, betrauern noch lange Zeit das Scheitern ihrer Beziehung und empfinden ihr Leben als orientierungs- oder sinnlos. Menschen, die an Krebs erkrankt sind, haben das Vertrauen in die Unversehrtheit ihres Körpers verloren und leiden unter dieser lebensbedrohlichen Krankheit.

Bei all diesen Verlusterfahrungen besteht jedoch immer noch Hoffnung, dass sich das Schicksal wieder wenden kann. Dass man eines Tages wieder in die Heimat zurückkehren kann, dass die Partner doch wieder zueinander finden, dass durch gesunde Lebensweise und medizinischen Fortschritt die Krankheit besiegt werden kann.

Sturz in den Abgrund

Beim Tod ist alles anders. Diese Endgültigkeit, dieses »nie wieder« ist die radikalste Verlusterfahrung und stößt Zurückbleibende oft in hoffnungslos scheinende Situationen. Sie können und wollen nicht wahrhaben, dass der geliebte Mensch unwiederbringlich verloren ist. Sie lehnen sich auf gegen dieses Schicksal, sie rebellieren gegen ihre Ohnmacht, sind »wie von Sinnen«, weil sie das Unglück nicht fassen können, und fallen schließlich in eine tiefe Trauer. Ein langer und schmerzhafter Weg liegt vor ihnen – aber auch eine elementare Erfahrung, die zum Menschsein gehört.

Sehnsucht nach Sinn

In dieser fundamentalen Erfahrung erleben die meisten Trauernden eine tiefe Sinnkrise. Hautnah konfrontiert mit der menschlichen Vergänglichkeit und mit der eigenen Ohnmacht hadern sie mit ihrem Schicksal, mit der Welt und mit Gott. »Was soll ich noch hier?« »Warum nur musste mir das widerfahren?« »Wenn es einen Gott gibt, wieso hat er das zugelassen?« »Wofür werde ich bestraft, was habe ich getan, dass mir dieses Schicksal auferlegt wurde?« Solche Fragen tauchen bei Hinterbliebenen auf. Selbst Menschen, die Vertrauen in das Leben haben oder religiös verwurzelt sind, fallen oft in tiefe Verzweiflung. Sie erleben, dass ihr Glaube jetzt keinen Trost mehr spenden kann. Das löst Ohnmacht, Wut und Hoffnungslosigkeit aus.

Durch einen schweren Verlust sind wir in unserem ganzen Sein in Frage gestellt, und es sind nur wenige Hinterbliebene, die rasch spüren, dass sogar diese schmerzhafte Erfahrung einen Sinn hat. Viele Menschen durchschreiten mit der Trauer eine tiefe Lebens- und spirituelle Krise, in der es darum geht, das Leben in seiner Zerbrechlichkeit und Vergänglichkeit, eben den Kreislauf von Werden und Sterben anzunehmen. Vielleicht hilft es zu wissen, dass diese fundamentale Krise nicht der Untergang, sondern ein natürlicher Teil der Trauer ist. Irgendwann sehen wir wieder Sinn im Leben und können auch in unserem schmerzlichen Schicksal eine Bedeutung erkennen – ein Prozess, der uns wahrscheinlich reifen lässt.

Ich bin der Welt abhanden gekommen,
Mit der ich sonst viele Zeit verdorben;
Sie hat so lange nichts von mir vernommen,
Sie mag wohl glauben, ich sei gestorben!

Es ist mir auch gar nichts daran gelegen
Ob sie mich für gestorben hält.
Ich kann auch gar nichts sagen dagegen,
Denn wirklich bin ich gestorben der Welt.

Ich bin gestorben dem Weltgetümmel
Und ruh' in einem stillen Gebiet.
Ich leb' allein in meinem Himmel,
In meinem Lieben, in meinem Lied.

Friedrich Rückert

Ein Verlust reißt in uns eine tiefe innere Wunde und wirft uns aus der Bahn. Wir stehen unter seelischem Druck und brauchen Möglichkeiten des Ausdrucks. Nahe liegend ist es, darüber zu reden, doch manche Betroffene verstummen angesichts des Kummers, der über sie hereinbricht. Andere, die ihr Leid mitteilen möchten, haben Angst. Sie fürchten oft zu Recht, ihren Mitmenschen eine Last zu sein, ihnen mit ihren Klagen auf die Nerven zu fallen. Trauernde sind sehr verletzlich und müssen immer wieder Mut und Kraft aufbringen, wenn sie sich Freunden und Bekannten anvertrauen, um ihnen von ihrer Not zu erzählen, die so sehr drängt, gehört zu werden.

Der Verlust kann nur verarbeitet werden, wenn er immer wieder erinnert und zum Ausdruck gebracht wird. Trauer kann nicht vergessen, verdrängt oder einfach durch die Zeit geheilt werden. Sie muss durchlebt werden.

Rückhalt in der Trauergruppe

Manche Menschen finden viel Trost und Halt in Trauergruppen, die es mittlerweile an vielen Orten gibt. Vereine, Krankenhäuser, Hospize, Selbsthilfeorganisationen, Familienbildungsstätten, Kirchen und Bestattungsunternehmen (Anlaufstellen siehe Adressenanhang) bieten qualifizierte Einzel- und Gruppenbegleitung an. Welche Form für die jeweils Betroffenen geeignet ist, lässt sich im Gespräch klären. Erfahrungsgemäß fühlen sich frisch Trauernde, die eben erst jemanden verloren haben, in Einzelberatung besser aufgehoben. Die Trauer der anderen kann in dieser Phase überfordern.

Betroffene, die in einem fortgeschrittenen Stadium stehen, können in einer Gruppe Gemeinschaft und Unterstützung erleben. Sie sind mit ihrem Gefühlschaos nicht alleine und erfahren in der Begegnung mit anderen, dass sie nicht »verrückt«, sondern ganz normal Trauernde sind. Hier stoßen sie auf Verständnis, wenn sie zum wiederholten Male dasselbe erzählen. Die anderen Teilnehmer wissen nur zu gut, dass die gleichen Fragen und Nöte immer wieder bohren und ausgesprochen werden wollen. Gleichzeitig treffen Trauernde hier auf Menschen, denen Ähnliches widerfuhr und die wieder einen neuen Anfang gefunden haben. Das tröstet und macht Hoffnung. Im geschützten Rahmen können Betroffene ihren Gefühlen behutsam näher kommen und lernen, sie auszudrücken, wie es ihnen entspricht. Trauergruppen bieten Raum für Gedanken und Gefühle, die sich Betroffene oft selbst nicht zu spüren trauen, geschweige denn, sie mitzuteilen: zornig, wütend, hasserfüllt, mit Schuldgefühlen beladen sein, aber auch einfach schweigen, weinen, lachen und reden – das Gefühlschaos hat in der Gruppe Platz und unterstützt Trauernde in ihrem Prozess.

Es gibt unterschiedliche Formen von Trauergruppen: Selbsthilfegruppen oder angeleitete Gruppen, offene Gesprächskreise oder verbindliche Treffen mit vorgegebener Struktur. Menschen, die eine erschwerte Trauer verkraften müssen, sind in einer angeleiteten

Gruppe möglicherweise besser aufgehoben. Die fachliche Begleitung kann bei Bedarf professionelle Hilfe vermitteln. Und sie kann darauf achten, dass jeder Teilnehmer zu seiner Trauer vordringt. Manche Menschen neigen dazu, das eigene Leid zu bagatellisieren nach dem Motto: Andere hat es doch viel schlimmer getroffen. Qualifizierte Gruppenleiter sorgen dafür, dass die Hierarchie des Leides aufgehoben wird und die Betroffenen verstehen lernen: Meine persönliche Trauer ist unvergleichbar.

Nach einigen Monaten oder vielleicht nach einem Jahr merken die Mitglieder, dass sie wieder mehr im Leben stehen und ihren Weg allein weitergehen können. Sie brauchen die Trauerbegleitung nicht mehr und nabeln sich ab. Freundschaften aber, die in der Gruppe entstanden sind, bestehen oft noch lange weiter.

Wer kein Gruppenmensch ist und das Bedürfnis nach Unterstützung spürt, sollte sich nicht scheuen, eine Trauerbegleitung zu suchen. Diese Menschen sind ausgebildet und wissen meist aus eigener Erfahrung, was es bedeutet, einen geliebten Menschen verloren zu haben. In Einzelgesprächen haben Trauernde die Möglichkeit, sich in ihrer schweren Zeit begleiten zu lassen. Gerade Zurückbleibende, die ein besonders schweres Schicksal zu tragen haben, weil sie entweder ein Kind verloren haben oder durch den plötzlichen Tod, Selbstmord oder Gewalttod eines nahen Menschen traumatisiert sind, sollten fachliche Unterstützung in Anspruch nehmen. Adressen von Trauerbegleitern und geeigneten Therapeuten vermitteln Bestatter, Kirchengemeinden, Hospize und soziale Dienste (siehe Anhang).

Erleichterung im Schreiben

Viele Trauernde empfinden das Schreiben als tröstend und heilsam. Sie vertrauen ihre Gedanken und Gefühle ihrem Tagebuch an; damit bringen sie ihren Kummer zum Ausdruck, ohne sich einem anderen Menschen mitteilen zu »müssen«, also ohne Gefahr zu laufen, dass sie auf Unverständnis stoßen. Tagebuch schreiben birgt aber neben dem Effekt der Erleichterung auch den der Erinnerung: Alles, was ich über mich in dieser schweren Zeit und über meinen Verstorbenen zu Papier bringe, bleibt mir schriftlich erhalten. Ich weiß, ich kann es jederzeit nachlesen und bin dadurch eher in der Lage, es jetzt im Moment loszulassen. Dieser Aspekt ist für Trauernde äußerst bedeutsam, haben sie doch oft Angst, dass die Erinnerung an ihren geliebten Menschen verblassen könnte.

Andere Zurückbleibende schreiben Briefe an ihre Toten, teilen ihnen mit, was sie zu Lebzeiten nicht wagten. Ungelöste Konflikte können so noch bearbeitet und ungesagte Liebeserklärungen gemacht werden – vieles eben, was die Hinterbliebenen ihren Verstorbenen schuldig geblieben sind oder was noch offen steht, kann schreibend verarbeitet werden.

Wut und Verlassenheit, Angst und Sehnsucht bringen Trauernde auch in Gedichten und Geschichten zum Ausdruck. In der Suche nach den Verlorenen, nach ihrem Lachen, nach ihrem Blick, ihrem Geruch, ihrer Stimme, entstehen Texte, die trösten und erleichtern, mit denen ein Stück Abschied geschieht und in denen die Toten weiterleben.

Schreiben kann eine wertvolle Form der Trauerarbeit sein. Wichtig ist dabei, dass Betroffene die Zeilen nur für sich schreiben, dass sie sich weder um Stil noch um Form bemühen, ohne Zensur ihre Erinnerungen und Gefühlswelten zu Papier bringen und sich dem Schreibfluss hingeben. Es geht nicht darum, kunstvolle Texte zu verfassen, sondern die Gefühle zum Ausdruck zu bringen. Allein die geschriebenen Worte haben heilende Wirkung.

Album der Erinnerungen

Wie bewahre ich mir die Erinnerungen an meinen Toten? Um Verstorbene vor dem Vergessen zu bewahren, fertigen manche Trauernde ein Gedenkbuch an, das sie mit Briefen, Fotos, Gedichten, typischen Aussprüchen des Toten und dergleichen mehr gestalten. Sie fotografieren das Zimmer ihres geliebten Menschen und kleben es in ihr Erinnerungsalbum, sie schreiben über den letzten gemeinsamen Urlaub und illustrieren diese Notizen mit Bildern von der Reise, sie pressen Wiesenblumen, die der Tote so gerne mochte, schreiben Verse hinein, die er oft las, und lassen all ihre Fragen, Sehnsüchte und Nöte, ihre Erinnerungen an die gemeinsamen guten und schweren Zeiten in dieses Buch fließen. Eine sicherlich schmerzhafte, doch auch schöne Form, mit der Trauer umzugehen: Durch das Zusammentragen von Erinnerungen entsteht ein kostbares Werk, in dem der Tote weiterlebt.

Kreativität öffnet die Emotionen

Vieles, was wir in der Trauer erleben, können wir kaum mitteilen und nur begrenzt in Worte fassen. Dann helfen uns manchmal kreative Ausdrucksmittel wie Malen, Töpfern, Singen, Musizieren, Tanzen, mit unserem Kummer umzugehen. Kreative Tätigkeiten lösen die Gefühle und lindern den Schmerz. Dabei ist es wichtig, dass wir uns von Leistungs- und Perfektionsansprüchen freimachen. Erwartungen – und meist sind es unsere eigenen – hemmen uns im Ausdruck. Anregung und Unterstützung zum kreativen Ausdruck erhalten Betroffene in angeleiteten Trauergruppen, und manche Menschen entdecken, dass Schreiben, Malen und Gestalten nicht nur Notventile für ihre Trauer sind, sondern schöpferische Möglichkeiten für ihr weiteres Leben. Aber nicht jeder kann oder will malen, schreiben, töpfern und soll sich dann auch nicht dazu zwingen. Es gibt viele Wege, mit den überwältigenden Emotionen umzugehen, und jeder Mensch geht seinen eigenen.

Trost in der Natur

Spaziergänge oder Wanderungen in Feld und Wald können für Trauernde sehr wohltuend sein. Das gilt auch für Gartenarbeit oder andere Tätigkeiten im Freien. Die Bewegung in der Natur kann die Starre lösen, die Betroffene immer wieder spüren. Der Gang ins Freie macht uns freier. Nach einer Wanderung fühlen wir uns oft erleichtert, nach der Arbeit im Garten getröstet oder versöhnt, erleben wir doch in der Begegnung mit Pflanzen und Bäumen, dass alles seine Ordnung hat. Es ist ein Werden und Vergehen, ein fortwährender Kreislauf – und nichts geht verloren.

Symbole und Rituale

Zu allen Zeiten war es den Menschen ein Anliegen, durch rituelle Handlungen Rhythmus und Ordnung in ihr Leben zu bringen. Und gerade nach dem Verlust eines Menschen sind Rituale wertvolle Begleiter, weil sie Struktur und Halt bieten, weil »mit ihrer Hilfe Angst gebannt, eingegrenzt, besser bewältigt werden kann und (...) sie durch ihre sinnstiftende Wirkung heilende Kraft auf Menschen haben« (Monika Specht-Tomann/Doris Tropper, Zeit des Abschieds. Sterbe- und Trauerbegleitung, Patmos, Düsseldorf 1999, S. 225).

Doch in unserer modernen Gesellschaft sind uns nur wenige Trauerriten geblieben. Die alten, oft kirchlichen Rituale entsprechen heutzutage vielen Trauernden nicht mehr. Sie erscheinen ihnen sinnentleert und weit entfernt von ihrer Lebensrealität. Seit einigen Jahren ist allerdings wieder ein wachsendes Bedürfnis nach rituellen Handlungen zu beobachten. Menschen erkennen die stützende und heilende Funktion von Ritualen und suchen nach Formen, die ihnen entsprechen. Dazu gehört, ganz bewusst von den Verstorbenen Abschied zu nehmen: die Toten selbst zu waschen, sie anzukleiden, wie es für sie passt, sie zu Hause oder in einem atmosphärisch ansprechenden

Abschiedsraum aufzubahren, eine individuelle Todesanzeige zu verfassen, Freunde und Bekannte einzuladen, um gemeinsam Abschied zu nehmen, eine persönliche Trauerfeier zu gestalten.

Auch im privaten Raum, nach der Beerdigung, erweisen sich Rituale als hilfreich. In einer Zeit, in der nichts mehr ist, wie es war, in der wir orientierungs-, halt- und schutzlos sind, brauchen wir Formen und Symbole, die uns den Trauerweg erleichtern. Manche Menschen richten sich eine Trauerecke mit Kerzen, schönen Blumen, einem Foto des Verstorbenen ein, Gegenständen, mit denen der Tote sich gerne umgab. Sie setzen sich jeden Abend eine Stunde in diesen Winkel ihrer Wohnung, sprechen mit ihrem Verstorbenen, geben sich ihren Gefühlen hin und schaffen so ganz bewusst Raum für ihre Trauer. Nach einer Stunde verabschieden sie sich wieder und verlassen ihre Trauerecke. Ein klarer Anfang und ein klares Ende sind unerlässlich für ein Ritual. Nur so kann es Halt und Struktur geben. Ebenso wichtig ist es, die Trauerecke wieder abzubauen, sobald Betroffene die Bereitschaft dazu spüren. Das Ritual soll dem Abschied dienen und nicht zum Lebensersatz werden.

Zu gewissen Zeiten Musik zu hören, insbesondere Melodien, die uns mit dem Verstorbenen verbinden, kann ein sehr bewegendes Ritual sein. Erinnerungen werden wach, Bilder tauchen vor uns auf. Oft überkommt uns dann eine tiefe verzehrende Sehnsucht und die Tränen fließen. Auch wenn es sehr wehtut, so hat diese Form der Begegnung mit unseren Toten eine heilende Wirkung – Musik trifft mitten in unser Herz, und hinterher fühlen wir uns gelöster.

Geburts- und Hochzeitstage, Feste wie Weihnachten, Silvester, Ostern, aber auch ganz normale Sonntage können für Hinterbliebene sehr angstbesetzt und schwer sein, weil dann die Erinnerungen und Sehnsüchte noch geballter und schmerzhafter über sie hereinbrechen können als im Alltag. Dann ist es wichtig, sich nicht ungeschützt diesem Schmerz auszusetzen, sondern gute Freunde und Verwandte einzuladen oder sich von Menschen einladen zu lassen, bei denen man mit seiner Trauer willkommen ist. Es geht darum, sich etwas Gutes zu gönnen und bewusst und achtsam den Tag zu gestalten. Natürlich müssen wir unserem Leid Platz geben, doch wir müssen nicht nur leiden. Wir können im liebevollen Umgang mit uns Trost und Kraft finden und dadurch dem Schmerz etwas entgegensetzen, ohne ihn zu unterdrücken.

Ein wichtiges Ritual ist für viele Menschen der Gang zum Grab. Dies ist der Ort, an dem sie ihren Verlust beweinen und mit ihren Toten reden können. Manche Trauernde gestalten und schmücken das Grab ganz individuell. Da lehnt zwischen Blumen das Schmusetier des verstorbenen Kindes, ein buntes Windrad steckt in der Erde, da stellt die Witwe das Windlicht, das sie selbst getöpfert hat, ihrem Toten aufs Grab und zündet während ihres Besuches immer die Kerze an. In der Gestaltung und Pflege des Grabes haben Trauernde das Gefühl, ihrem Toten nahe zu sein. Sie pflanzen Blumen, hegen und pflegen das kleine Fleckchen Erde und bringen dadurch ihre Liebe zum Ausdruck.

Orte der gemeinsamen Geschichte

Oft haben Trauernde große Scheu, Orte aufzusuchen, an denen sie mit ihren Verstorbenen waren, an denen sie gemeinsam glückliche Momente oder Stunden verbrachten. Das Lieblingsrestaurant, der lauschige Weg am Flussufer, der Wald, in dem sie jedes Jahr Pilze sammelten. An all diesen Orten werden Erinnerungen an die Toten, aber eben auch der Schmerz des Verlustes heftig spürbar. Für den Trauerprozess ist es oft hilfreich, diese Orte wieder zu betreten, denn die Angst vor der Begegnung mit den Plätzen und den daran geknüpften Erinnerungen wird durch Aufschub nicht kleiner, sondern meist größer. Zudem ist das Suchen, Finden und Wiedertrennen notwendig, um Abschied vom geliebten Menschen zu nehmen. Wer sich nicht allein in den Lieblingswald, in das gemeinsame Lokal traut, kann eine vertraute Freundin, einen guten Freund um Begleitung bitten. Für manche Trauernde kann dann der Ort des Schmerzes zum Ort der Erinnerung und vielleicht zur Quelle der Kraft werden.

Sommerbild

Ich sah des Sommers letzte Rose stehn,
Sie war, als ob sie bluten könne, rot;
Da sprach ich schauernd im Vorübergehn:
So weit im Leben, ist zu nah am Tod!

Es regte sich kein Hauch am heißen Tag,
Nur leise strich ein weißer Schmetterling;
Doch, ob auch kaum die Luft sein Flügelschlag
Bewegte, sie empfand es und verging.

FRIEDRICH HEBBEL

Trauernde und ihre Beziehungen

Wenn wir einen nahen Menschen verlieren, verändert sich unser Leben radikal. All das, was wir im täglichen Miteinander an unsere Bezugsperson richteten, fällt nun weg. Unsere Gefühle, Gedanken und Tätigkeiten, die im Partner, in der Mutter, in der Schwester ein Echo fanden, gehen nun ins Leere. Wir fühlen uns abgeschnitten, herausgerissen aus unserem Erleben und stürzen in eine Krise. Auch unser soziales Gefüge gerät ins Wanken. Oft ändern sich nun unsere Beziehungen in der Familie, im Freundes- und Bekanntenkreis.

Immer wieder erzählen Trauernde, wie isoliert und einsam sie plötzlich sind, wie sehr sie sich in ihrer tiefen Verletztheit auch noch allein gelassen fühlen: Selbst zutiefst erschüttert müssen sie mit ihrem sozialen Umfeld klarkommen, das nun ganz anders reagiert, als sie das bisher gewohnt waren.

Die Familie ist aus der Balance

Grundsätzlich gehen wir davon aus, dass Menschen, die einen gemeinsamen Angehörigen verloren haben, näher zusammenrücken und sich gegenseitig unterstützen. Sie wissen und spüren am eigenen Leib, wie schmerzlich der Verlust ist, und können nachempfinden, wie die Mutter, wie die Schwester leidet. Im gemeinsamen Erinnern und Beweinen finden die Trauernden in der Familie Halt – so zumindest ist unsere Vorstellung.

Doch oft geschieht das Gegenteil. Der Tod konfrontiert die Angehörigen nicht nur mit dem Schmerz über den Verlust, er reißt auch ein tiefes Loch in die Familie. Das Geflecht von Rollen und Beziehungsstrukturen stimmt nicht mehr, die Familie ist aus dem Gleichgewicht. Stumm und verzweifelt vergraben sich die Angehörigen oft mit ihrer Trauer, weil sie spüren, dass die Partnerin oder die Tochter zu sehr vom eigenen Leid aufgezehrt wird und keinen Halt bieten kann. Besonders in Familien, in denen wenig über Gefühle gesprochen wird und Tabus existieren, rücken die Mitglieder oft noch weiter auseinander. Mangelndes Vertrauen verhindert, dass die Trauer mitgeteilt werden kann, und so entsteht eine Atmosphäre der Isolation und des Schweigens. Immer wieder kommt es vor, dass nach einem Todesfall ungelöste Konflikte eskalieren: Was jahrelang verdrängt wurde, tritt nun, im Chaos der Gefühle, ans Licht. Eine Witwe, die glaubte, zu den erwachsenen Kindern ihres Mannes aus erster Ehe gute Beziehungen zu haben, war schockiert und fühlte sich tief verletzt durch das Verhalten eben dieser Stiefkinder. Sie hatten die zweite Frau ihres Vaters immer als Eindringling empfunden und konnten es nicht akzeptieren, dass ihr Vater in seiner zweiten Ehe so viel glücklicher schien als in der Ehe mit ihrer Mutter. Doch Vater und Kinder haben nie darüber gesprochen, und so entluden sich Ressentiments, alte Verletzungen und Groll an der Witwe. Wie so oft wurden die Konflikte materiell ausgetragen: Die Stiefkinder fochten das Testament an, gegenseitige Anschuldigungen rissen die Gräben noch tiefer und es kam zum Bruch.

Aber auch intakte Familien geraten durch den Tod eines Elternteils oder eines Kindes in eine Krise. Es ist ja nichts mehr, wie es war. Alle sind betroffen und bedürftig: Die Mutter oder der Partner, die vorher Halt gaben, können nun nicht trösten, weil sie selber nicht weiterwissen.

Eine Schwierigkeit in der Trauer um einen gemeinsam Verlorenen liegt auch darin, dass jeder Hinterbliebene einen anderen Verlust bewältigen muss: Die Mutter verliert den Ehemann, Geliebten, Partner, Ernährer, die Tochter den Vater, Förderer und Bewunderer und der Sohn den Vater, das männliche Vorbild, aber vielleicht auch den Erzieher oder Konkurrenten, mit dem er noch so manche Rechnung offen hat. Jedes Familienmitglied betrauert also seinen ganz eigenen, persönlichen Verlust. Schutz und Beistand innerhalb dieser Familie sind nur möglich, wenn jeder Angehörige seinen individuellen Trauerweg gehen kann, gleichzeitig im Austausch sein Erleben mitteilen kann und die unterschiedlichen Gefühle gehört und zugelassen werden.

Manche Angehörige haben große Probleme damit, dass die Trauerprozesse bei den jeweiligen Familienmitgliedern unterschiedlich verlaufen. Da ist die Mutter, deren Sohn tödlich verunglückt ist, entsetzt darüber, dass die 15-jährige Tochter so oft in die Disco geht. Gleichzeitig fühlt sie sich von ihrem Mann im Stich gelassen, der sich nur noch in seiner Arbeit vergräbt. Wie können die beiden ihren Alltag aufrechterhalten, als sei nichts geschehen? Die Mutter ist schockiert und fühlt sich in ihrem Kummer allein. Dabei sind sie doch alle tief verwundet. Sie gehen nur unterschiedlich mit ihrer Trauer um und ziehen sich zurück, was den Schmerz und die Isolation noch verschlimmert.

In solch einem Fall ist es hilfreich, Unterstützung in einer Trauergruppe oder bei einem Trauerbegleiter zu suchen. Im Gespräch mit Außenstehenden oder mit professioneller Begleitung kann vermittelt werden, dass jeder Mensch anders trauert. Der Vater, der sein Leben lang gefasst im Umgang mit seinen Gefühlen war und Spannungen aktiv handelnd abbaute, greift auch in der Trauer um seinen Sohn auf dieses Bewältigungsmuster zurück. Die Tochter versucht, ihre Wut und Ohnmacht über den Tod des Bruders mit laut dröhnender Musik zu bewältigen. Und die Mutter, gelähmt vor Kummer und Entsetzen, ist für Mann und Tochter nicht mehr erreichbar. Erfahren die Betroffenen, dass die anderen weder falsch noch gar nicht trauern, sondern schlichtweg versuchen, mit ihrer Not umzugehen, kann wieder eine Brücke geschlagen werden. Dann ist eine gemeinschaftliche Trauer möglich, selbst wenn sie ungleich verläuft. Diese Verständigung kann sehr verbindend und tröstend sein, weil dadurch die oft mit der Trauer einhergehende Einsamkeit aufgelöst wird. In Gesprächen über ihr Empfinden, in Erinnerungen an den Toten können die Betroffenen eine wärmende und tröstende Atmosphäre schaffen. Die Trauer kann fließen und wird durch die Anteilnahme der mitfühlenden Angehörigen erträglicher.

Schwierigkeiten in trauernden Familien treten oft auf, wenn ein Elternteil stirbt und die erwachsenen Kinder sich nach einiger Zeit der Trauerbegleitung wieder mehr ihrem Alltag und der eigenen Familie zuwenden möchten. Sie spüren oft einen schmerzlichen Zwiespalt. Einerseits sehen sie die Bedürftigkeit der verwitweten Mutter oder des alleinstehenden Vaters, hören aber auch den Ruf des eigenen Lebens. Die Rolle des verstorbenen Elternteils können und wollen sie nicht füllen. Gleichzeitig fällt es ihnen schwer, sich angemessen abzugrenzen, der oder die Hinterbliebene aber fühlt sich erneut verlassen.

Freundschaften im Umbruch

Für Trauernde gibt es keine Normalität mehr, vieles zerfällt oder wird brüchig, auch der Freundes- und Bekanntenkreis. Immer wieder machen Betroffene dieselben Erfahrungen: Menschen, mit denen sie jahrelang regelmäßig Kontakt hatten, meiden sie nun. Bekannte wechseln plötzlich die Straßenseite oder übersehen sie, Freundinnen rufen nicht mehr an, alte Vertraute schicken nichtssagende Beileidskarten und lassen wochen- oder monatelang nichts von sich hören. Einladungen oder Besuche werden spärlich oder fallen ganz aus. Arbeitskollegen meiden den Kontakt. Trifft man sich dennoch, so wird über alles Mögliche geredet, nur nicht über den Trauerfall. Leere und Schweigen trennt die Betroffenen von ihrer Umwelt.

Natürlich ist die Begegnung mit Trauernden nicht einfach. Das wissen die Betroffenen nur zu gut, erleben sie doch selber hilflos ihr eigenes Gefühlschaos. Sie verstehen die Unsicherheit und Unbeholfenheit ihrer Mitmenschen, auch die Angst vor der Trauer, und sie haben keine Probleme, wenn diese Menschen ihnen mit ihrer Unbeholfenheit begegnen. Doch es macht sie einsam und wütend, dass diese Unsicherheiten vertuscht werden, dass man sie meidet und allein lässt.

»Melde dich, wenn du etwas brauchst!« »Du kannst jederzeit anrufen, das weißt du doch!« Selten machen Betroffene von solchen Hilfsangeboten Gebrauch, denn die Initiative liegt bei ihnen, die zu ergreifen sie zu viel Kraft kostet. Gerade jetzt wünschen sich Trauernde nichts so sehr, als dass die Freundin von sich aus anruft, dass die Nachbarin einfach mal klingelt und sich ehrlich interessiert, wie es geht, dass der Freund bereit ist, da zu sein, wenn es erwünscht ist, und sich nicht gekränkt zurückzieht, wenn der oder die Trauernde wieder allein sein will. Doch leider geschieht so etwas selten. Freunde und Bekannte, die noch keinen nahen Menschen verloren haben und nicht wissen, wie erschütternd ein solcher Verlust sein kann, können die Nöte und Bedürfnisse Trauernder oft nicht nachempfinden. Sie sind darauf angewiesen, dass die Betroffenen ihnen sagen, was sie brauchen und wünschen. Das verlangt Trauernden viel ab, kostet Kraft und Mut. Doch es ist ein Weg, um nicht zu vereinsamen, depressiv oder verbittert zu werden. Verständlicherweise schaffen Betroffene diesen Schritt oft nicht. Sie fühlen sich unverstanden, ausgegrenzt, verwundbar und ziehen sich zurück, um sich vor ständigen Verletzungen zu schützen.

Und doch stoßen Trauernde in dieser schweren Zeit immer wieder auf Menschen, die ihnen einfühlsam begegnen, die ihre Fragen nach dem Befinden tatsächlich ernst meinen und mit kleinen Gesten etwas Licht in das Leben der Betroffenen bringen. Das sind manchmal Bekannte, mit denen sie bislang wenig zu tun hatten, die sich aber jetzt in der Krise als liebevolle Begleiter erweisen. Nicht selten entstehen aus solchen Kontakten tiefe Freundschaften, wohingegen andere, teilweise langjährige Beziehungen auseinander gehen.

Auch das gehört zum Prozess der Trauer: Das soziale Netz, in dem wir uns lange bewegten, ändert sich in dem Maße, wie wir uns selbst ändern. Auch wenn Trauernde sich oft enttäuscht von manchen Freunden und Freundinnen abwenden, sollten sie nicht vergessen, diese Veränderungen als natürliche Entwicklung zu sehen. Mit den Freunden, Freundinnen verbrachten sie schöne Zeiten, die Beziehungen waren lange Zeit befriedigend, reich und stimmig. Doch nun vollzieht sich im Leben der Trauernden ein massiver Umbruch, der weitgreifende Veränderungen, Abschiede erfordert, auch in den Freundschaften. So ist der Lauf des Lebens.

Zweifellos: Es ist eine schreckliche Zeit, die Trauernde durchschreiten müssen, ein Gang durch die Wüste: »Warum soll ich aufstehen, es ist doch alles sinnlos und leer?« »Für wen soll ich mich pflegen und schön machen? Ich fühle mich elend und alles ist mir eine Last!« »Warum soll ich kochen? Ich bringe ohnehin keinen Bissen runter!« »Wozu soll ich rausgehen? Ich kann die Sonne, das Vogelgezwitscher, die gut gelaunten Menschen nicht ertragen!« Diese quälenden Fragen und Zweifel sind Ausdruck der Schmerzen, die Trauernde niederdrücken. Doch so verzweifelt und mutlos wir auch sind, so wichtig ist es, geduldig und liebevoll mit uns umzugehen.

Vielleicht hilft es, uns immer wieder zu erinnern, dass wir durch den Verlust unseres geliebten Menschen seelisch tief verwundet wurden. Trauern ist die Möglichkeit, diesen unerträglichen Schmerz auszudrücken, damit unsere Wunde allmählich wieder heilen kann. Selbst wenn wir das nicht wahrhaben wollen, weil es so wehtut: Trauer ist kein Feind, sondern unser Pate und Freund in tiefer Not.

Wie jede Wunde braucht auch unsere verletzte Seele Zeit, Pflege und Schonung, um zu heilen. Medikamente und Betäubungsmittel sind jetzt fehl am Platz. Unsere seelische Wunde verschwindet auch nicht einfach, wenn wir sie ignorieren oder zu unterdrücken versuchen, im Gegenteil. Wir fühlen uns lebendig begraben, weil wir mit dem Verschluss der Trauer auch all unsere anderen Gefühle – Lust, Lebensfreude, Ärger, Mitgefühl – einmauern. Das kann zu depressiven oder körperlichen Erkrankungen führen. Bei einem erneuten Schicksalsschlag kann die alte Wunde wieder aufbrechen und die nicht gelebten Gefühle holen uns mit aller Wucht wieder ein.

So schwer und schmerzhaft es ist: Trauer muss angenommen werden, denn die Alternative der Verleugnung fordert einen noch höheren Tribut. Mit bewusstem Umgang und vielen kleinen Schritten können wir uns selber im Trauerprozess unterstützen:

- Immer wieder erinnern: Wir sind schwer verwundet und müssen behutsam mit uns umgehen. Deshalb sollten wir in der ersten Zeit keine allzu großen Veränderungen vornehmen. Aufräumen, umräumen – das alles hat Zeit und ist jetzt nicht dran. Erst recht kein Umzug oder Berufswechsel. Wir sind tief erschüttert, jeder weitere Umbruch ist für uns Stress.

- Wir brauchen viel Zeit für uns und Ruhe, sollten aber darauf achten, dass wir den Kontakt zu unseren Mitmenschen nicht abbrechen.

- Bewegung in der Natur – Spaziergänge, Wanderungen, Gartenarbeit – sollte uns zu einem täglichen Ritual werden.

- Liebevoller und pfleglicher Umgang mit unserem Körper stärkt uns. Deshalb sollten wir unseren Tagesrhythmus einhalten, dafür sorgen, dass wir ausreichend schlafen und entspannen und uns gesund ernähren. Auch wenn wir keinen Appetit haben und für uns allein ungern kochen. Essen und Trinken hält Leib und Seele zusammen. Die achtsame Zubereitung gesunder Mahlzeiten ist ein Akt, das Leben zu bejahen.

- Auch wenn es uns schlecht geht und wir uns am liebsten mit unserer Trauer verkriechen möchten: Der Kontakt mit Menschen unseres Vertrauens, denen wir uns zumuten möchten, ist notwendig und tut uns gut.

- Wenn uns unsere heftigen Gefühle ängstigen, wenn wir fürchten, »verrückt« zu werden, oder uns nicht vorstellen können, dass dieser Schmerz jemals wieder aufhört, sollten wir mit Menschen sprechen, die Ähnliches erlebt haben.

- Es ist immer schwer, um Hilfe zu bitten – vor allem wenn wir uns so verletzlich fühlen. Doch wir sollten stets den Mut aufbringen, um konkrete Hilfe zu bitten. Sei es, dass Mitmenschen uns Erledigungen abnehmen, sei es, dass sie mit uns ein klärendes Gespräch führen, uns mitfühlend zuhören oder einfach nur da sind.

- Wenn wir berufstätig sind, muss uns klar sein, dass wir jetzt weniger leistungs- und konzentrationsfähig sind. Trauer kostet viel Kraft. Wir sind vielleicht langsamer und sollten uns das zugestehen. Leistungsdruck macht uns zusätzlich Stress, wir haben es schon schwer genug. Hilfreich ist es auch, mit Chef und Kollegen darüber zu sprechen.

- Gehen wir keiner Erwerbsarbeit nach, sollten wir stolz darauf sein, wenn wir es schaffen, morgens aufzustehen, unseren Rhythmus aufrechtzuerhalten und uns zu versorgen. Oft hilft es auch, sich jeden Tag eine kleine Aufgabe vorzunehmen: auf den Markt zu gehen, bei der Nachbarin zu klingeln, in die Bücherei zu gehen, die Blumen umzutopfen ...

- In diesen schweren Zeiten sollten wir uns nicht übernehmen. »Nur für heute« – diese drei Wörter können sehr hilfreich sein, wenn uns der endlos scheinende Kummer zu erdrücken droht. Das Morgen oder Übermorgen darf uns heute noch nicht belasten.

Erde du meine Mutter
Und du mein Ernährer
Der Lufthauch
Heiliges Feuer mir Freund
Und du o Bruder der Bergstrom
Und mein Vater der Äther
Ich sage euch allen
Mit Ehrfurcht freudigen Dank
Mit euch hab ich hienieden gelebt
Und ich gehe zur anderen Welt
Euch gerne verlassend
Lebt wohl denn
Bruder und Freund
Vater und Mutter
Lebt wohl

KAROLINE VON GÜNDERODE

»Trauer greift einen Menschen an einer Stelle auf und setzt ihn an einer anderen wieder ab«, schrieb die Amerikanerin Paula D'Arcy in ihrem Buch »Wenn ein naher Mensch in Trauer ist« (Paula D'Arcy, Wenn ein naher Mensch in Trauer ist. Wie wir richtig begleiten können, Herder Verlag, Freiburg 1993). Die Autorin verlor bei einem Autounfall Mann und Kind. Eine wesentliche Aussage ihres Ratgebers ist, dass Trauernde nie mehr wieder die werden, die sie früher waren. Der schwere Verlust und die nachfolgende Trauer verändern Betroffene. Sie können emotional reifen, wenn sie sich auf den Prozess einlassen, in dem es vieles zu akzeptieren und zu lernen gilt.

Zeit des Lernens

Eine Aufgabe im Trauerprozess ist ganz praktischer Natur: Mit dem Tod des geliebten Menschen liegt auch plötzlich vieles im Alltagsgeschehen brach. Nicht nur die Ehefrau ist verloren, sondern auch die wohlsorgende Hausfrau, die Köchin, die gesellige Gastgeberin, die Gesellschafterin, die sich um soziale Kontakte kümmerte, die Großmutter, die die Geburtstage der Kinder und Enkelkinder im Gedächtnis hatte und stets Geschenke besorgte, die Beraterin in Kleidungsfragen, die Gärtnerin und, und, und. Entscheidet sich der Witwer nun, diese Aufgaben nicht an andere zu delegieren, sondern will er lernen, sie schrittweise selber zu übernehmen, so hat dies oft eine sehr heilsame und stärkende Wirkung. Plötzlich sieht er, dass es nicht nur Spaß macht, sich zu bekochen, er hat auch mehr Selbstvertrauen, seit er weiß, dass er sich versorgen kann.

Ähnliche Erfahrungen können Hinterbliebene in vielen praktischen Angelegenheiten, aber auch in psychischen Bereichen machen. Oft erleben Trauernde, dass sie dem verstorbenen Partner, der Partnerin Charakterzüge zuschrieben, die im Grunde ihre eigenen sind. Sie hielten den Ehemann, die Ehefrau für talentiert, zupackend, weltoffen, gesellig und erfahren nun im Laufe ihres Prozesses, dass sie selber die auf den anderen projizierten Eigenschaften besitzen und offenbar jahrelang ihr Licht unter den Scheffel stellten. Aber auch für unangenehme Wesenszüge – Ängstlichkeit, Geiz, Pedanterie, Rechthaberei etc. – musste der Partner, die Partnerin herhalten. Nach dem Verlust entdecken Trauernde oft all diese Lebensanteile an sich selbst. In diesem wertvollen Erkenntnisprozess können sie sich selbst deutlicher erleben, ein realistisches Bild von ihrem Toten gewinnen und sich wieder ein Stück von ihm lösen.

Umwandlung des Lebens

Jeder Verlust ist für die jeweils Betroffenen einzigartig und unvergleichlich. Je nach Art des Verlustes und der individuellen Lebenssituationen drücken sich die Trauerreaktionen bei dem einen in schwersten und heftigsten Gefühlen aus, beim anderen verlaufen sie eher stiller. Auch über die Dauer des Trauerprozesses lassen sich keine Prognosen abgeben. Manche Menschen brauchen einige Monate, andere mehrere Jahre, bis ihr Leben wieder in etwas stabileren Bahnen verläuft. Nach Gefühlschaos und heftigsten Zeiten der seelischen Abgründe, nach scheinbarem Stillstand und Rückfällen in Todessehnsucht und Verzweiflung entdecken Betroffene irgendwann, dass sie sich wieder für die Außenwelt interessieren. Plötzlich wollen sie wieder Zeitung lesen und informiert sein. Sie nehmen Kontakt auf, nicht nur, um von sich zu erzählen, sondern um zu erfahren, wie es den anderen geht. Sie bekommen Lust, einen Ausflug zu machen, und sehen die Welt wieder mit ihren schönen Seiten. Auch wenn die Trauer noch da ist, so bestimmt sie doch nicht mehr das Leben. Sie schwingt mit, kommt und geht als Wehmut, als Erinnerung. Der Tote und die gemeinsam erlebte Geschichte bleibt in den Hinterbliebenen lebendig, hindert sie aber nicht, ihren eigenen neuen Lebensweg zu gehen und Freude darin zu finden.

Manchmal haben Trauernde Schwierigkeiten, dieses neue Lebensgefühl zu akzeptieren, und empfinden es als Treuebruch gegenüber ihrem geliebten Toten. Es geht ihnen jetzt besser, doch sie sind darüber nicht nur erleichtert, sondern schämen sich auch. Haben sie nicht in den schwersten Zeiten ihrer Trauer dem Verlorenen einen unvergänglichen Platz in ihrem Herzen geschworen? Doch mit solch einer Haltung wird der Begriff der Loslösung missverstanden. Loslösen in der Trauer heißt, den Verlorenen in vielen kleinen Schritten zu verinnerlichen und die Zuwendung, die auf den Toten gerichtet war, nun an die Welt zu geben.

Der Weg durch die Trauer hinterlässt Spuren. »Es gibt beeindruckende Lebensgeschichten, die im tapferen Durchleben des Trauerprozesses eine enorme Lebensreifung und Befreiung gefunden haben. Manche Trauernde trauen sich kaum, einen solchen ›Gewinn der Trauer‹ für denkbar zu halten, weil es wie ein Verleugnen der Einmaligkeit des Verlorenen aussehen mag. Daher ist zu betonen, dass durch die neuen Erfahrungen aus der Trauer nichts von der Kraft des Verlustes dieses einen Menschen verloren geht. (...) Die unter Mühen geschaffte Umwandlung des Lebens knüpft auch eine neue Verbindung zwischen der nun anderen Wirklichkeit des Toten und der nun auch anderen Wirklichkeit der Lebenden, eine lebendige Verbindung zwischen Himmel und Erde. Trauer ist darin ein überaus schöpferisches Tun – mit allen Wehen des Neugeborenwerdens« (Monika Müller, Matthias Schnegg, Unwiederbringlich – Vom Sinn der Trauer, Herder Verlag, Freiburg 1997, S. 57).

Neuer Selbst- und Weltbezug

Verläuft der Trauerprozess also »normal«, so eröffnen sich irgendwann von selber neue Perspektiven, erwacht die Lebenslust. Nicht selten verschieben sich die Werte: Die Zeit ist kostbarer geworden, auch in Beziehungen sind wir anspruchsvoller. Oft erkennen wir, dass wir auch im Leben mit dem Verstorbenen Kompromisse eingegangen sind, und spüren die Chance, jetzt deutlicher unseren eigenen Bedürfnissen nachzuspüren. Wie wollen wir leben? Welche

Wünsche und Leidenschaften tragen wir in uns, die wir noch verwirklichen möchten? Mit welchen Menschen wollen wir uns umgeben, aus welchen Beziehungen wollen wir uns lösen? Wie wollen wir wohnen, arbeiten?

Ist der Partner, die Partnerin verstorben, so spüren viele Menschen in dieser Zeit der Neuorientierung den Wunsch nach Nähe und Zärtlichkeit, nach einer neuen Liebe. Dabei tauchen oft Schuldgefühle auf: »Habe ich ihn nicht genügend geliebt?« »Werde ich ihr jetzt untreu?« Dann ist es wichtig zu sehen, dass jede Liebe einzigartig und unvergleichlich ist. Die neu erwachten Bedürfnisse sollten uns willkommen sein, sind sie doch Signale, dass wir uns wieder dem Leben öffnen, für uns sorgen und es uns gut gehen lassen. Und sicherlich wäre es nicht im Sinne unserer Toten, wenn wir unglücklich sind und uns dem Leben verweigern.

»Vergiss nicht das Süße und vergiss nicht das Schwere. Wenn dich eine Gleichgültigkeit und Lieblosigkeit ankommen will, so spanne dein Gedächtnis an und denke an all das Schöne, denke an all das Schwere.
Denke, dass es ein Leben gibt und dass es einen Tod gibt, denke, dass es Seligkeiten gibt und dass es Gräber gibt. Sei nicht vergesslich, sondern denke dran!«

Robert Walser

Weil kein Verlust vergleichbar mit einem anderen ist, weil jeder Mensch ganz individuell seine ureigene Trauer lebt, ist es auch schwierig zu unterscheiden, ob ein Trauerprozess »normal« verläuft oder ob Trauer unterdrückt oder verschleppt wird. Es sei nochmals betont: Trauer ist keine Krankheit und muss nicht therapeutisch behandelt werden. Dennoch kann es sein, dass wir nicht in der Lage sind, unseren Verlust zu verarbeiten, vielleicht, weil das Geschehene zu traumatisch ist oder wir uns aufgrund unserer eigenen Geschichte und Erfahrungen mit dem Unglück nicht auseinander setzen können. Nicht gelebte, unterdrückte Trauer aber wird zum Lebensverhinderer. Deshalb sollten wir nicht zögern, uns professionelle Hilfe zu holen. Anzeichen für unterdrückte oder verschleppte Trauer können sein:

- lang dauernde und immer wiederkehrende Todessehnsüchte oder Todesängste,
- dauerhafte Depressionen,
- anhaltende psychosomatische Erkrankungen,
- Abhängigkeiten von Medikamenten und/oder Alkohol,
- chronische Essstörungen,
- anhaltende Rastlosigkeit, Unruhe oder Flucht in die Arbeit,
- dauerhaftes Gefühl der Leere.

Natürlich können und sollen sich auch »normal« Trauernde fachliche Unterstützung sichern, wenn sie das Bedürfnis danach haben. Hilfe auf diesem schweren

Weg ist immer willkommen, und Trauer in Gemeinschaft leben zu können tröstet und erleichtert, unabhängig davon, wie schwer der Verlust ist.

Alles ist nur Übergang.
Merke wohl die ernsten Worte:
Von der Stunde, von dem Orte
Treibt dich eingepflanzter Drang.
Tod ist Leben, Sterben Pforte.
Alles ist nur Übergang.

Wien, Brückeninschrift

»Darauf kommt es an. Darauf, das Leben zu spüren, das einem großen Strom gleich durch unser Herz geflossen ist, zu dem man nichts tat, als ihn fließen zu lassen. Um dann, im Zurückschauen, auch beim Gewahrwerden der vielen bitteren und schweren Stunden zu fühlen, wie fruchtbare Schwemmerde sich in das Herz gesenkt hat, aus der einmal noch etwas wird blühen wollen. Und wenn es kein Kunstwerk ist, so wird es das Sterben sein: ein blühendes Sterben.«

Jean Gebser, Aussagen

PORTRÄT: Ich geh jetzt, ciao – Trauer um die Tochter

Die Sitzecke im großzügigen Wohnzimmer ist schummrig beleuchtet, im gusseisernen Ofen knacken Holzscheite. Unter der dunklen Holztreppe, die zu einer breiten Bücherwand hochführt, hängt ein gerahmtes, großformatiges Schwarz-Weiß-Foto von Lenchen, der vor sechs Jahren verstorbenen Hauptperson des Abends. Kahlköpfig blickt die junge Frau aus dem Rahmen: unverwandt, ernst, selbstbewusst. Marlene Malkwitz*, geboren im Oktober 1971, mit 12 Jahren schwer erkrankt, später scheinbar geheilt, starb am 6. September 1999. Die Krankheit der Tochter, Jüngste von vier Kindern, hat die Familie Malkwitz* tief geprägt: Ausnahmezustand seit 1983. Ein Leben von Therapie zu Therapie, zwischen Sorgen und Bangen, Hoffnung, Verzweiflung – und Trauer.

Hildegard Malkwitz, eine große, energische Frau, erzählt die dramatische Geschichte ihres verstorbenen Kindes. In Sequenzen, gesprenkelt mit anderen traurigen Familiengeschichten und immer wieder durchbrochen mit trockenen Sprüchen. »Manchmal fürchte ich, die Leute denken, ich sei gar nicht betroffen. Aber ich kann nicht anders.« Zu unangenehm, zu peinlich ist es der stets gefassten Frau, vor anderen zu klagen. Der Kummer ist trotzdem da. »Sie brauchen nur an der richtigen Stelle zu piksen, schon laufen die Tränen«, sagt sie und gibt sich einen Augenblick ihrer Trauer hin. »Andererseits: Vielleicht geht es Lenchen jetzt viel besser? Sie hat sich so gequält. Sterben gehört ja zum Leben dazu. Aber man glaubt es nicht. Man denkt immer: Mich trifft's nicht.«

Heiligabend 1983 geht es los, da bekommt Marlene dieses entsetzliche Fieber. Wenige Tage später wird eine Gewebeprobe entnommen. Morbus

Hodgkin lautet die schreckliche Diagnose, Krebs des Lymphsystems. Und nach dem ersten Schock die Entschiedenheit, mit allen Kräften dagegen zu kämpfen. Träume und Gebete bestärken Hildegard Malkwitz und ihre Familie in ihrer Hoffnung, helfen bei der Entscheidung für eine sanftere, eine homöopathische Therapie. Zwischen Klinikaufenthalten, Arztbesuchen, Untersuchungen, Injektionen geht Lenchen zur Schule, nimmt Musikunterricht, hat ihre Jugendclique, Freundinnen, Freunde – eine Jugendliche, die weiß, dass sie anders ist. 1987, nach fast vier Jahren, gilt das Mädchen als geheilt, das erhoffte Wunder wurde wahr.

Gesund! Marlene genießt ihr Leben in vollen Zügen. Sie ist attraktiv (»Die Jungs umschwirrten sie wie die Motten das Licht«), selbstbewusst und lebenshungrig. Nach so viel Angst und jahrelang überbehütet drängt es sie nach Freiheit und Selbstständigkeit. Das bedroht die Mutter: »Mit ansehen zu müssen, dass sie so vergnügt ist, und die Angst, dass sie sich in Gefahr begibt, dass sie in Drogenkreise geraten könnte«, ist für Hildegard Malkwitz schwer auszuhalten. Lenchen bleibt im Fokus der elterlichen Aufmerksamkeit und Sorge. Wie sehr die drei anderen Kinder dabei oft zu kurz kommen, ist der Mutter heute bewusst: »Natürlich hat die ganze Geschichte die Geschwister mitgenommen, aber ich konnte mich doch nicht zerreißen.«

Mit 18 zieht Marlene von zu Hause aus, macht eine Gärtnerlehre in einem Botanischen Garten, lernt ihren Freund kennen, findet eine Arbeitsstelle, verliert sie wieder, reist nach Argentinien.

Blessuren und Höhenflüge im Leben einer jungen Frau. Zurück in Deutschland, geht sie, inzwischen 23-jährig, mit neuem Elan an ihre Botanik, macht Abitur, studiert Landespflege.

Da wird sie krank, bekommt hohes Fieber. Ein Rückfall? Oder ist es nur eine aus Südamerika eingeschleppte Infektion? Das hoffen alle. Marlene rotiert. Zieht mit ihrem Freund von einer Klinik zur nächsten. Wieder schmerzhafte Untersuchungen, kräftezehrende Behandlungen, gleichzeitig ein tätiges, kreatives Leben. Trotz zunehmender Schwäche bleibt die junge Frau sehr selbstständig, studiert, reist viel, fotografiert – ihre Leidenschaft seit mehreren Jahren. Sie will dieses Mal allein kämpfen und lebt abgegrenzt von ihren Eltern. Für die Mutter ist das »nicht einfach«.

Als ihr während der Chemotherapie die Haare ausfallen, lässt sie sich den Kopf kahl scheren, um sich diesen »Übergang« zu ersparen. Und sie beginnt, Porträt-Aufnahmen von ihren Mitpatientinnen zu machen. Ein Versuch, das eigene Leiden und das Mitleiden ihrer kahlköpfigen Schicksalsgenossinnen zum Ausdruck zu bringen und zu verarbeiten. Es entstehen eindringliche Fotografien, die wenige Wochen vor ihrem Tod in einer Ausstellung öffentlich Anerkennung finden – letzter strahlender Höhepunkt in Marlenes Leben.

Anfang des Jahres 1998 beschließt sie, zu ihren Eltern nach Hause zu kommen, »was sie sich vorher nicht vorstellen konnte«. Es geht ihr sehr schlecht, sie bekommt kaum noch Luft und hat keine Kraft mehr zu kämpfen, aber »kein Klagen, kein Selbstmitleid« kommt über ihre Lippen. Mutter, Freund, eine befreundete Krankenschwester, Vater und Geschwister pflegen die Schwerkranke. Abschied. Und doch flackert immer wieder Hoffnung auf. »Man weiß es und glaubt es doch bis zum Schluss nicht«, erzählt die Mutter. »Den Termin kann man sich einfach nicht vorstellen. So wie sie es sich selber nicht vorstellen konnte.«

Viel Kraft schöpft Hildegard Malkwitz in dieser Zeit und in den vorausgegangenen Jahren aus dem Malen. Als Lenchen wieder erkrankt und entfernt von ihren Eltern lebt, weiß die Mutter oft nicht wohin mit ihrem Schmerz, ihren Ängsten um die Tochter. Da greift sie zum Pinsel und setzt die Sorgen, Wünsche, Hoffnungen für die Abwesende in Farben um. Bilder quellen aus ihr heraus, »es malte sich mehr, als dass ich malte«. Diese Möglichkeit des Ausdrucks löst ihre »Gefühlsverstopfung«, hilft ihr in der schweren Zeit und gibt ihr die Kraft, Marlene emotional zu begleiten und von ihr Abschied zu nehmen. Nach Lenchens Tod sortiert sie die Bilder zu einer Mappe, sucht dazu Gedichte – aus der Feder der Verstorbenen und anderer Autoren – aus, die ihre Empfindungen beim Malen ausdrücken.

Ein großer Trost ist es für Hildegard Malkwitz, »dass wir sehr offen miteinander gesprochen haben. Das war das Schönste in diesen letzten Wochen. Ich hoffe, dass sie es auch so empfand.«

Marlene nimmt ganz bewusst Abschied. Sie schreibt einen Brief, in dem sie ihre Freunde zum Aussegnungsgottesdienst einlädt, wünscht sich als Abschiedsmusik die Bachkantate »Ich habe genug«, spricht über ihre Ängste, ihren Schmerz. Und stirbt, nachdem sie sich unter größter Kraftanstrengung verabschiedet hat (»Ich geh jetzt, ciao«), im Beisein ihrer Eltern, ihrer Freundin, der Krankenschwester, und ihres Freundes.

Manchmal, wenn der Kummer sie überkommt, holt Hildegard Malkwitz ihre Mappe hervor und sucht darin Trost. Sie sieht sich die Bilder an, liest die Gedichte, hört ihre verstorbene Tochter, wie sie sagt: »Habe keine Schuldgefühle, ich lass euch ja nicht ganz allein«, und: »Danke, Mutter, Danke«.

Sicherlich hat sich ihre Trauer mit den Jahren verändert. Das sieht sie an ihrem Umgang mit den Bildern, die sie erst nur für sich malte, dann für ihre Familie kopierte und band und schließlich für eine Publikation zum Thema Sterben und Trauern zur Verfügung stellte. Sie erkennt: »Ich bin nicht die Einzige mit solch einem Schicksal. Andere traf es genauso oder noch schlimmer.« Ein Gesprächskreis für verwaiste Eltern? Diese Form der Hilfe hat sie mal versucht. Doch das Gefühl, »ich muss die anderen Eltern trösten«, hat ihr gezeigt: Das ist nichts für sie.

Ob sie mit ihrem Schicksal hadert? »Ach Gott. Natürlich ist es schwer und traurig.« Doch wenn ihre Kinder ihr raten: »Mutter, du musst jetzt mal an dich denken!«, sagt sie unwillig: »Ich hab mein ganzes Leben lang nicht gemusst, sondern einfach getan, was dran war. Mir tut es um Lenchen leid, die so gern gelebt hätte.«

Wer nie gelitten hat,
weiß auch nicht,
wie man tröstet.
Dag Hammarskjöld

Trauerndle begleiten

Trauer ins Leben holen

Wie jeder Mensch, der in einer Krise ist, brauchen Trauernde Unterstützung und Hilfe. Sie haben einen schweren Verlust zu beklagen: Ein naher Mensch ist gestorben, hat sie verlassen. Bleiben nun auch noch Freunde und Bekannte weg, werden sie erneut allein gelassen. Die Krise verschärft sich. »Damit aber Trauer zugelassen werden kann, damit wirklich die Trauer erlebt werden kann, die psychologisch notwendig ist, um den Verlust zu überwinden und zu einem neuen Welt- und Selbstverständnis zu kommen, müssen die Menschen einander helfen. (...) Wir müssen Wege finden, Trauern als etwas Wesentliches zu sehen, nicht einfach als etwas Pathologisches, und wir müssen Wege finden, miteinander wieder mittrauern zu lernen. Dazu gehört (...), dass wir unsere große Angst vor der Trauer überwinden, sie also weniger abwehren, wohl damit auch der Realität wieder ins Auge sehen, um zu erfahren, dass wir sterblich sind, dass unser Leben von vielen Abschieden geprägt ist, dass die Abschiede wesensmäßig zu uns gehören – und dass sie wehtun.« (Verena Kast, Trauern. Phasen und Chancen eines psychischen Prozesses, Kreuz Verlag, Stuttgart 1982, S. 20 f.)

Natürlich werden wir durch die Begegnung mit Trauernden stets mit unserer eigenen Angst vor Abschied und Trauer konfrontiert. Deshalb delegieren wir Trauerbegleitung gerne an professionelle Helfer: an Psychologen, ausgebildete Trauerbegleiter, Seelsorger, Ärzte. Wir bestätigen damit die gängige Ansicht, dass Trauer als Sondersituation eine Behandlung braucht, und tragen zur gesellschaftlichen Tabuisierung mit bei.

Dabei ist doch Trauerbegleitung ein Aspekt jeder menschlichen Beziehung. In jeder Partnerschaft, in jeder Freundschaft und Liebesbeziehung, in der Menschen sich wirklich aufeinander einlassen und entscheiden, ein Stück gemeinsam zu gehen, sind sie Vertraute und Wegbegleiter, in heiteren, unbeschwerten, aber auch in schwierigen Zeiten. Denn es gehört zu jedem Leben, Verluste, Trennungen, Schmerzen hinnehmen zu müssen und zu trauern, mal trifft es den einen, mal die andere. Gelingt es uns, den Partner, die Partnerin mit ihrem Leid anzunehmen und ihnen in ihren Krisen beizustehen, vertiefen wir damit diese Beziehung und tragen ein Stück zur Vermenschlichung unserer Welt bei. Auch wir wünschen uns doch, dass wir in schweren Zeiten mit unserem Leid gesehen und angenommen werden und dazugehören.

»Ich weiß nicht, was ich sagen soll«

Immer wieder erleben Trauernde, dass sie von ihrer Umwelt gemieden werden. Doch das geschieht in der Regel nicht aus mangelnder Anteilnahme, sondern meist aus Hilflosigkeit und Unsicherheit. Vom Schicksal der Trauernden erschüttert, glauben Bekannte und Freunde, sie könnten mit Betroffenen nur reden, wenn sie die passenden Worte finden, wenn sie wirklich trösten und ihnen helfen können. Weil sie meist nicht wissen, wie die passenden Worte lauten könnten, weil sie auch spüren, dass Trauernde jetzt einfach untröstlich sind, gehen sie ihnen aus dem Weg, isolieren sie dadurch und verletzen sie zusätzlich. Dabei wäre es so erleichternd für Trauernde und Mitmenschen, in Kontakt zu treten und einfach das Naheliegende mitzuteilen: »Ich sehe, wie du leidest, und es berührt mich«, »Ich finde keine Worte, aber vielleicht kann ich irgendetwas für dich tun.« »Ich weiß nicht, was ich tun kann, aber ich bin hier«. Wer ehrlich seine Unsicherheit, seine Ratlosigkeit und Furcht zugibt, zeigt, dass er keinerlei Fassaden aufrechterhalten will. Mit dieser Offenheit schlägt man eine Brücke zum Trauernden, durch die eine echte Begegnung möglich ist.

Kondolenzbesuch und Kondolenzschreiben

Der Weg ins Haus der Trauernden, um sein Beileid zum Ausdruck zu bringen, ist immer schwer. Ähnlich geht es den Betroffenen, die Kondolierende empfangen. Ist doch diese Begegnung eine Anerkennung des Todes. Und gerade deshalb ist der Kondolenzbesuch auch so bedeutsam. Er ist ein Ritual des Trauerweges, in dem der Tod wieder ein Stück mehr realisiert und akzeptiert wird.

Ist ein Kondolenzbesuch nicht möglich, so können wir unser Beileid im Schreiben ausdrücken. Für viele ist das ebenso schwer wie eine persönliche Begegnung: Was sollen sie schreiben? Wie sollen sie ihre Betroffenheit formulieren? Sie fühlen sich sprachlos, unsicher, ratlos und schicken schließlich eine vorgedruckte Karte, die sie unterschreiben.

Gespräche mit Hinterbliebenen zeigen, dass selbst solche unpersönlichen Beileidbezeugungen wohltuend und tröstend sind. Sie signalisieren den Betroffenen: »Ich weiß zwar nicht, was ich schreiben soll, aber ich denke an dich.«

Wer sich mit einer vorgedruckten Beileidskarte nicht zufrieden gibt und nach eigenen Worten sucht, kann über seine eigene Verbindung zu dem Verstorbenen oder den Zurückbleibenden schreiben. Auch Briefe, in denen die Schreibenden sich in die Lage der Trauernden versetzen (»Wie würde es mir gehen, wenn ...«), können ein großer Trost sein, selbst wenn sie erst Wochen oder Monate nach dem Todesfall abgeschickt werden.

Trösten statt vertrösten

Trauernde brauchen Trost. Oft werden darunter Ratschläge und Ermunterungen verstanden: »Das wird schon wieder. Sei nicht traurig«, »Ihr hattet doch eine gute Zeit miteinander«, »Auch andere Frauen haben ihren Mann verloren und sind nicht verzagt«, »Das Leben geht weiter«, »Du solltest mehr unter Leute gehen«, »Fahr doch mal in Urlaub«. Doch diese gut gemeinten Sprüche haben nichts mit Trost zu tun. Das sind Beschwichtigungen und Vertröstungen, die den Trauernden abwehren und denjenigen entlasten, der sie äußert.

Was aber bedeutet trösten? Wenn wir kleine Kinder beobachten, können wir erkennen, was bei Schmerz und Trauer wichtig ist. Betrachten wir einmal folgende Szene: Eine Gruppe von Kindern spielt im Garten. Sie tollen herum, jagen und fangen sich gegenseitig – ein lustvolles, spannendes Treiben. Im Eifer des Gefechts stolpert ein kleines Mädchen über eine Kante, fällt hin und schlägt sich ein Knie wund. Weinend und schreiend richtet es sich auf und blickt hilfesuchend nach seiner Mutter, die im Blumenbeet am anderen Ende des Gartens arbeitet. Diese läuft zu ihrer Tochter, nimmt sie schützend in den Arm, lässt sich die Wunde zeigen, spricht leise mit ihr, nickt mitfühlend und streichelt die Kleine. Nach einiger Zeit trägt die Mutter das schluchzende Mädchen ins Haus und verarztet das geschrammte Knie, das immer noch brennt und wehtut. Doch das Trösten hat geholfen. Die Kleine durfte ihren Schmerz herausbrüllen. Sie wurde weder beschwichtigt noch gerügt. Ihre Mutter hat sie einfach zärtlich gehalten und angenommen mit ihrer Verletzung. So fühlt sich das Mädchen beschützt und geborgen. Darauf kommt es an. Genau das wünschen wir uns auch als Erwachsene: Dass wir erzählen dürfen, wenn uns etwas zugestoßen ist, dass wir unseren Schreck, unsere Enttäuschung, unseren Schmerz über das, was uns passiert ist, mitteilen dürfen und nicht mit Zurechtweisungen oder Erklärungen abgewürgt werden.

»Trost ist bestätigende und beruhigende Zuwendung in einer Lage, die in Wirklichkeit keine Erwartungen und Hoffnungen auf schnelle Linderung zu hegen erlaubt, in der man sich aber auch Täuschungen und Lügen versagt. Vertrösten dagegen ist der Versuch, eine fixe Hilfe zu leisten, zu verschieben, zu verharmlosen, abzuschwächen, ein Ersatzmittel anzubieten. Vertrösten heißt Aufschub, Trost findet im Hier und Jetzt statt.« (Monika Müller, Matthias Schnegg, Unwiederbringlich – Vom Sinn der Trauer, Herder Verlag, Freiburg 1997, S. 146) Nach Auffassung der Trauerbegleiter M. Müller/M. Schnegg gewährt eine tröstende Begleitung Bestätigung, Raum und Erlaubnis. Diese Aspekte des Trostes werden im Folgenden ausgeführt.

Trauernde in ihrem Schmerz bestätigen

»Es ist schrecklich, was dir widerfahren ist.« »Kein Wunder, dass du so verzweifelt bist.« »Ich ahne, wie dir zumute ist, ich fühle mit dir.« »Es ist in Ordnung, wie du empfindest, und ich kann deinen Schmerz aushalten.« Solche Signale sind Balsam auf die Wunden der Trauernden. Sie müssen sich mit ihrem Schmerz nicht verstecken, müssen nicht erklären, warum sie wütend, verzweifelt, untröstlich sind, sie müssen sich nicht entschuldigen, dass sie für andere eine Belastung sind, müssen sich nicht verstellen oder zusammennehmen.

Sie werden gesehen mit ihrem Trauerschmerz und erfahren, dass sie als die Menschen akzeptiert werden, die sie jetzt sind. Das nimmt ihnen das Gefühl der Einsamkeit und Entfremdung, das Trauer oft begleitet. Ein Stück weit aufgehoben bei den Mitmenschen, die mitfühlen und sie verstehen, ermöglicht ihnen diese Position der Sicherheit, ihren Verlust leichter zu tragen.

Manchmal scheuen sich Verwandte und Freunde von Trauernden, diese in ihrem Leid zu bestätigen, weil sie fürchten, dass die Betroffenen dann noch tiefer in ihrem Schmerz versinken. Doch diese Haltung will nicht bestätigen und annehmen, sondern kontrollieren und zudecken. Leidende spüren das natürlich und haben das Gefühl, sie müssen um die Anerkennung ihres Schmerzes auch noch kämpfen, müssen um Anteilnahme bitten. Weil sie dafür oft nicht die Kraft aufbringen, ziehen sie sich zurück. Finden sie dagegen Bestätigung ihres Leidensdrucks, können sie durchatmen und in einer Atmosphäre des Wohlwollens und der Zuwendung ihrer Trauer freien Lauf lassen.

Menschen, die Trauernden helfen wollen, müssen bereit sein, zuzuhören und sich selbst zurückzunehmen. Betroffene wollen ihren Schmerz, ihre Sorgen artikulieren, sie wollen Fragen stellen, ohne gleich mit Antworten zugeschüttet zu werden. Sie brauchen ein Gegenüber, das ihre Gefühle und Nöte wahrnimmt, aber ihnen diese nicht mit Lösungsvorschlägen oder Erklärungen wegnimmt. Trauernde brauchen den Raum, immer und immer wieder die gleichen Fragen zu stellen, dieselben Klagen zu äußern – und irgendwann selber Antworten zu finden.

Für begleitende Menschen ist das ungewohnt und womöglich schwierig, weil sie das Bedürfnis haben, etwas Klärendes zu sagen, zu helfen, die Not zu lindern. Sobald sie begreifen, dass es nicht darum geht, Ratschläge zu geben, sondern einfach darum, da zu sein, sich auf den Rhythmus und die Stimmung des Trauernden einzulassen und mitzuschwingen, leisten sie Trauerbegleitung im besten Sinne.

Eine Frau, die an Brustkrebs erkrankte, erinnert sich noch heute, drei Jahre nach der Diagnose und der erfolgreichen Behandlung, dankbar an die wertvolle, einfühlsame Art, mit der ihr Mann sie begleitete: »Immer war klar: Ich bin krank, er ist gesund. Er hat mir in keiner Weise Vorschriften gemacht, wie ich mich zu verhalten, wie ich mich zu fühlen habe. Im Gegenteil: Er stellte sich auf mich ein, war für mich da, ohne sich aufzudrängen. Ich fühlte mich umsorgt und geliebt wie selten in meinem Leben.«

Durch seine sensible und offene Form der Unterstützung hat der Partner einen Rahmen geschaffen, in dem seine schwerkranke Frau Geborgenheit und Wärme erlebte. So war diese Zeit trotz der schrecklichen Bedrohung und der Trauer über den Verlust ihrer Gesundheit intensiv und reich.

Erlaubnis – alles darf sein

Trauernde sind oft erschrocken über ihre Gefühle und Reaktionen nach einem Verlust. Sie schämen sich, wenn sie Zorn, Hass, Wut und Ärger verspüren, und fühlen sich schuldig, wenn sie Erleichterung empfinden. »Das gehört sich nicht, ich müsste doch traurig sein.« »Das ist ja unheimlich, dass ich in dieser Situation solche Anwandlungen habe.«

Verinnerlichte Verbote (»Nimm dich nicht so wichtig«, »Lass dich nicht hängen«, »Sei nicht so hysterisch«) sind für den Trauerprozess ebenso hinderlich wie Vorstellungen von »gelungener« Trauer (»Das ist angemessen«, »wird erwartet«, »du musst stark sein« ...). All diese moralischen Hemmnisse belasten den Trauergang und können ihn blockieren. Wer es nicht wagt, die Wut über den Tod des Verstorbenen zu spüren, bleibt im Prozess stecken und verhärtet.

Hier kann es helfen, Betroffene zu ermutigen, all ihren Fantasien, Gefühlen, Gedanken und Erinnerungen nachzuspüren und sie mitzuteilen. Auch wenn sie sich selber nicht erlauben, ihre ganz eigene, individuelle Trauer zu leben, so nehmen sie doch oft dankbar die Erlaubnis von Menschen ihres Vertrauens an. »Du musst dich nicht zusammenreißen.« »Du darfst dich mir zumuten und anvertrauen.« »Du hast alle Zeit der Welt für deine Trauer.« »Du bist einzigartig, deine Beziehung zu dem verlorenen Menschen war unvergleichlich. Es ist doch nur natürlich, dass dein Schmerz über den Verlust individuell und nicht zu vergleichen ist.« Diese Zusicherungen entmachten die Kraft der Verbote und Erwartungen.

Trauernde brauchen immer wieder die Ermutigung, so sein zu dürfen, wie sie sich fühlen. Nur dann können sie in dieser schweren, verunsichernden und kräftezehrenden Situation das zum Ausdruck bringen, was in ihnen steckt. Und dann kann die Zeit der Trauer zu einer Phase des Wandels, der Veränderung und des Neubeginns werden.

Kontakt und Nähe durch Ehrlichkeit

Als Angehörige, Freunde und Bekannte von Trauernden müssen wir weder besondere Fähigkeiten noch spezielles Wissen haben. Wir müssen einfach »nur« die Bereitschaft haben, mit den Betroffenen durch diese dunklen und schweren Phasen des Lebens zu gehen. Das kann bedeuten, dass wir in der Begegnung mit dem Schmerz des Trauernden auf eigene »alte« Trauer stoßen oder fürchten, dass uns ein ähnliches Schicksal ereilt. Wir können Angst haben, können uns ratlos, hilflos, traurig und zornig fühlen. Das ist verständlich und natürlich. Hilflosigkeit, Furcht und Zorn sind menschliche Gefühle, die zum Leben und ganz besonders zur Trauer gehören. Nehmen wir sie wahr und teilen wir sie den Trauernden mit, so öffnen und zeigen wir uns – und schaffen so eine Atmosphäre des Vertrauens und der Nähe: »Ich wäre gern stark in der Begegnung mit deiner Trauer. Aber sie berührt mich und ich fürchte mich«, »Ich wäre gern ausgeglichen und möchte dich stützen, aber ich fühle mich unsicher und verwirrt. Doch ich laufe nicht weg, nicht vor dir und nicht vor meinen Gefühlen. Das kann ich dir jetzt anbieten.«

Respekt und Vertrauen

»Was wünsche ich mir, wenn es mir schlecht geht? Wie möchte ich behandelt werden, wenn ich in einer Krise stecke?« Wären diese Fragen Leitsätze unseres Umgangs mit Trauernden, dann hätten wir vielleicht ein anderes gesellschaftliches Klima. Menschen, die einen schweren Verlust verkraften müssen, sind bedürftig und brauchen Mitgefühl. Gleichzeitig wünschen sie sich, dass ihre Rückzugs- und Abstandsbedürfnisse respektiert werden. Auch wenn sie jetzt labil und in einer Krise sind, gibt es keinen Anlass, sie zu entmündigen oder zu bevormunden. Das sind Übergriffe, die ihnen ihre Würde nehmen und sie zusätzlich schwächen. Ein erwachsener Umgang, die rechte Portion Fingerspitzengefühl und das Vertrauen in die Selbstheilungskräfte der Betroffenen dagegen stärken sie und tun ihnen gut.

Unsere Hilfestellung gegenüber trauernden Menschen kann unterschiedlich sein. Ist unsere Verbindung zu den Betroffenen eher lose oder sehen wir uns nicht in der Lage, ihnen intensiv beizustehen, so können wir mit einfachen Aufmerksamkeiten unsere Anteilnahme zum Ausdruck bringen. Oft sind es die kleinen Gesten, die Trost in der Trauer sein können. Warum schicken wir nicht hin und wieder ein paar Zeilen auf einer schönen Postkarte? »Ich weiß, du hast es schwer. Dein Schmerz berührt mich. Ich denke oft an dich und trauere mit dir. Lass mit dem Liebsten nicht die Liebe sterben.« Oder wir werfen einen tröstenden Spruch, ein Gedicht, ein ansprechendes Bildsymbol in den Briefkasten.
Wenn wir an die Trauernden denken, ist das eine Gelegenheit anzurufen und ihnen das mitzuteilen. Wir können kleine Geschenke vorbeibringen – eine Blume, ein Buch mit schönen Fotos und Sprüchen, eine Schale Erdbeeren, ein Stück Kuchen. Oder wir laden sie zu einem Spaziergang, zum Stadtbummel ein, gehen mit ihnen auf den Friedhof, in die Kirche, erledigen kleine Behördengänge für sie, kaufen für sie ein. Es gibt so viele Möglichkeiten, wie wir Trauernde begleiten können:

- Möglichst bald nach dem Verlust, dem Todesfall zu den Trauernden gehen und kondolieren,

- persönliche Post kommt selten ungelegen: mitfühlende Worte, bewegende Verse, Textpassagen oder

Gedichte, die unser Empfinden ausdrücken oder die der Situation angemessen sind,

- spontane Anrufe wagen und nach dem Befinden fragen,

- praktische Hilfe anbieten: Behördengänge, Einkäufe, Garten- oder Hausarbeit etc.,

- hin und wieder an der Haustür klingeln und einen Kurzbesuch abstatten,

- zu kleinen Spaziergängen oder größeren Ausflügen einladen,

- mit kleinen Geschenken Freude machen: ein Strauß Flieder oder Astern aus dem eigenen Garten, eine Topfpflanze, eine Kerze, ein Büchlein mit meditativen Bildern und Sprüchen, eine CD oder Kassette mit schöner Musik, ein schöner Stein, aber auch ein Glas selbstgemachte Marmelade oder ein Stück Kuchen ...,

- eine Einladung zum Tee, Kaffee, Mittagessen,

- an Gedenktagen (Todestag, Geburtstag) Trauernde anrufen, besuchen, gemeinsam mit ihnen zum Grab gehen,

- an Fest- und Feiertagen Kontakt mit Betroffenen pflegen,

- zum Kino-, Konzertbesuch einladen,
- wenn es stimmig ist, Trauernde in den Arm nehmen, die Hand halten,
- offen für ein Gespräch sein und Trauernde ermutigen, von sich zu erzählen,
- den Betroffenen vorschlagen, sich mit anderen Trauernden zu treffen,
- Kontaktadressen von Trauergruppen vermitteln,
- falls es nötig scheint, Adressen von Beratungsstellen und Therapeuten ausfindig machen, den Betroffenen vorschlagen und sie eventuell beim ersten Mal dorthin begleiten.

Trauerbegleitung ist je nach Art der Beziehung zwischen Betroffenen und Mitmenschen (z. B. in der Familie, Nachbarschaft, Arbeit, in Freundschaften und in professioneller Begleitung) unterschiedlich. Wichtig ist, dass wir als Begleiter aufrichtig sind, dass wir behutsam, respektvoll und geduldig mit Trauernden umgehen. Und dass wir in der Lage sind, uns selber zurückzunehmen. Trauernde sind hin- und hergeworfen von ihren Gefühlen: Heute freuen sie sich über unseren Besuch, morgen wollen sie niemanden sehen und übermorgen können sie es nicht ertragen, allein zu sein.

Sicherlich kann es sein, dass wir uns unbeholfen verhalten und Fehler machen, dass wir Trauernde verletzen und die Angst spüren, mit dem Schmerz der Betroffenen konfrontiert zu werden. Unsicherheit und Angst sind menschliche Gefühle und in der Begegnung mit Trauer angemessen. Wenn wir sie spüren und ausdrücken, öffnen wir uns gegenüber den Betroffenen und zeigen unsere Berührbarkeit. Trauernde brauchen keine Methoden, sie brauchen Menschen, die sie unterstützen, die mit ihnen solidarisch sind und sich ihnen zuwenden. Trauer ist eine schwere Phase, ein möglicher Reifungsprozess. Wenn wir das begreifen, achten wir die Würde der Betroffenen und schützen sie, wenn sie vorübergehend geschwächt sind.

Der Trauer Zeit geben

Es sind immer wieder die gleichen Erfahrungen, die Trauernde machen. In den ersten Wochen und Monaten nach dem Verlust bringen viele Menschen Verständnis für sie auf und sind bereit, Hilfe anzubieten. Dann schrumpft die Zahl der Helfer und Tröster, und nach Ablauf des Trauerjahres, so die landläufige Meinung, müsste der Verlust doch überwunden sein. Doch Trauer braucht Zeit und viel Geduld. Wer Trauernde begleitet, sollte bereit sein, immer wieder das Gleiche zu hören. Zum Durchleben des Prozesses gehört das Klagen und Jammern, das sich mit seinen Erinnerungen immer wieder im Kreis dreht – so lange, bis der Verlust verarbeitet ist.

Die meisten Menschen glauben, sie sollten nicht an der Wunde rühren, und vermeiden, Trauernde nach ihrem Befinden zu fragen. Doch diese Angst ist in der Regel unbegründet. Vielmehr müssen wir bei jeder Begegnung mit Trauernden entscheiden, ob wir fähig und bereit sind, uns ihrem Schmerz zu stellen. Betroffene können mit unseren Fragen – mögen sie noch so ungeschickt sein – meist besser umgehen als mit unserem Schweigen und Rückzug.

Trauerbegleitung – Was Verwandte, Freunde und Nachbarn tun können

Trauernde sind in einer Krise. Sie brauchen den Rahmen, die Zeit und die Erlaubnis, um ihre Trauer ausdrücken und mitteilen zu können. Für begleitende Mitmenschen bedeutet das:

- Trauer als natürliche und lebensnotwendige menschliche Reaktion auf Verlusterfahrungen begreifen,

- Trauernde so annehmen, wie sie sind, und ihnen dadurch ein Gefühl der Sicherheit und Geborgenheit vermitteln,

- Trauernde unterstützen, wo sie überfordert sind: in praktischen Dingen, organisatorischen Fragen, dafür sorgen, dass sie einen unterstützenden Tagesrhythmus haben,

- Trauernde nicht allein lassen, sondern da sein, ohne viel zu fragen, und Wärme, Mitgefühl vermitteln,

- Trauernde in ihren Gefühlsausdrücken nicht bevormunden oder moralisch bewerten: Wut- und Zornausbrüche gehören ebenso zum Prozess wie Depressionen, Schuldgefühle und Verklärungen. Alle Reaktionen zulassen: »Alles darf sein!«,

- geduldig und bereit sein, immer wieder das Gleiche zu hören. Trauer braucht viel Zeit,

- Anregungen für kreative Ausdrucksmöglichkeiten geben: Tagebuch schreiben, malen, Musik hören, Trauerrituale unterstützen,

- Fantasien, die den Tod der Verstorbenen bezweifeln, aussprechen lassen, nicht werten oder versuchen zu überzeugen, aber selber nicht mitfantasieren

- bei Todessehnsüchten die Trauernden nicht allein lassen,

- für Rückfälle Verständnis haben, Trauernde in ihrem Empfinden bestärken und immer wieder den Tränenfluss unterstützen,

- sich mit den eigenen Gedanken zum Thema Sterben und Tod auseinander setzen, aber die eigenen Gefühle nur zum Ausdruck bringen, wenn es angebracht scheint.

Der Todesengel

's gibt eine Sage, dass wenn plötzlich matt
Unheimlich Schaudern Einen übergleite,
Dass dann ob seiner künft'gen Grabesstatt
Der Todesengel schreite.

Ich hörte sie und malte mir ein Bild
Mit Trauerlocken, mondbeglänzter Stirne,
So schaurig schön, wie's wohl zuweilen quillt
Im schwimmenden Gehirne.

In seiner Hand sah ich den Ebenstab
Mit leisem Strich des Bettes Lage messen,
– So weit das Haupt – so weit der Fuß – hinab!
Verschüttet und vergessen!

Mich graute, doch ich sprach dem Grauen Hohn,
Ich hielt das Bild in Reimes Netz gefangen,
Und frevelnd wagt' ich aus der Totenkron'
Ein Lorbeerblatt zu langen.

O, manche Stunde denk' ich jetzt daran,
Fühl' ich mein Blut so matt und stockend schleichen,
Schaut aus dem Spiegel mich ein Antlitz an –
Ich mag es nicht vergleichen; –

Als ich zuerst dich auf dem Friedhof fand,
Tiefsinnig um die Monumente streifend,
Den schwarzen Ebenstab in deiner Hand
Entlang die Hügel schleifend;

Als du das Auge hobst, so scharf und nah,
Ein leises Schaudern plötzlich mich befangen,
O wohl, wohl ist der Todesengel da
Über mein Grab gegangen!

ANNETTE VON DROSTE-HÜLSHOFF

Allerseelen

Stell' auf den Tisch die duftenden Reseden,
Die letzten roten Astern trag' herbei
Und lass uns wieder von der Liebe reden,
Wie einst im Mai.

Gib mir die Hand, dass ich sie heimlich drücke,
Und wenn man's sieht, mir ist es einerlei;
Gib mir nur einen deiner süßen Blicke,
Wie einst im Mai.

Es blüht und funkelt heut' auf jedem Grabe,
Ein Tag im Jahre ist den Toten frei;
Komm' an mein Herz, dass ich dich wieder habe,
Wie einst im Mai.

HERMANN VON GILM ZU ROSENEGG)

PORTRÄT: Ein etwas anderes Bestattungshaus

Eigentlich sollte er Bauer werden und den elterlichen Hof im Bergischen Land übernehmen. Aber er spürte schon als Kind die Berufung zu Höherem. Er wollte Missionar werden, setzte sich zu Hause durch und besuchte eine Klosterschule. Bis ihm die Entscheidung zum »Priester auf ewiglich« nicht mehr geheuer war. Jetzt doch lieber ein weltlicher Weg, entschied er mit etwa 17 Jahren und studierte nach dem Abitur Betriebswirtschaft. Fast zehn Jahre lang arbeitete er als Unternehmensberater, »flitzte durch die Gegend und war erfolgreich, aber nie ganz zu Hause in dieser Branche«. Als ein traditionsreiches Bestattungshaus in seiner Heimatstadt Bergisch Gladbach einen Nachfolger suchte, sah er das als Wink des Schicksals und griff zu. Das war Anfang der 80er Jahre. Heute ist Fritz Roth (56) erfolgreicher Bestatter mit einer Mission: Er will Sterben, Tod und Trauer aus der Sterilität der Totenkammern und Friedhofskapellen herausholen und wieder ins Leben führen. »Lasst euch nicht niedertrösten, traut euch zu trauern!«, lautet seine Botschaft. »Denn Trauer muss gelebt werden, sonst lässt sie uns nicht los.« Wer trauert, wer sich mit dem Tod eines geliebten Menschen und dadurch mit der eigenen Endlichkeit auseinander setzt, begreift, wie kostbar das eigene Leben ist.

Weil er sich ernst nimmt, weil er handeln und sich an seinen Taten messen lassen will, hat Fritz Roth aus seinem Bestattungshaus ein »Haus der menschlichen Begleitung« gemacht: einen Ort, an dem Trauernde ermutigt werden, ihre ganz persönlichen Formen der Trauer zu spüren und zu leben. Und eine Plattform für Menschen, die beruflich mit Tod und Trauer zu tun haben oder aber sich einfach interessieren – hier können sie sich annähern an die in unserer Gesellschaft tabuisierten Themen, können sie Impulse bekommen und geben für eine neue, lebendige Trauerkultur. Darum geht es dem Bestatter Fritz Roth.

Naiv war seine Vorstellung vom Bestattungswesen damals vor 22 Jahren, als er zusammen mit seiner Frau dieses Unternehmen kaufte. Er ging davon aus, Menschen würden – zumindest in halbländlichen Gegenden wie in Bergisch Gladbach – von ihren Verstorbenen immer noch so Abschied nehmen, wie er das als Kind auf dem Bauernhof erlebt hatte: in Gemeinschaft und als natürlichen Bestandteil des Lebens. Dass das längst anders war, wurde ihm schnell klar, aber auch: »So will ich nicht arbeiten, so will ich als Trauernder nicht behandelt werden, und so will ich auch nicht bestattet werden.«

Also machte sich Fritz Roth auf die Suche nach neuen Formen, die er »dieser genormten, gefühlsarmen Begräbniskultur und der Ausgrenzung von Tod und Trauer entgegensetzen könnte«. Von Anfang an stand für ihn fest: Er will nicht nur Bestattungsdienstleister sein, sondern er will die Trauernden durch die schwere Zeit nach dem Verlust eines Menschen unterstützen. Aber wie geht das? Wie kann man Angehörigen, die angesichts des Todes erstarren, helfen, ihre Trauer zu spüren und auszudrücken? Roth machte eine Ausbildung zum Trauerbegleiter – das war damals, Mitte der 80er Jahre, noch relativ neu. Er lernte, was er im Grunde als Kind selbst erfahren hatte: Um den Tod zu begreifen, müssen Menschen dem Toten begegnen. Sie brauchen dazu eine Atmosphäre, die es ihnen ermöglicht, ihre Trauer zuzulassen, einen passenden Ort, an dem sie sich geborgen fühlen, ausreichend Zeit und unterstützende Begleitung. Das alles verbindet Fritz Roth mit Heimat – mit seinem »Haus der menschlichen Begleitung« will er der Trauer eine Heimat geben.

Trauer ist für ihn gleichbedeutend mit Liebe. »Ich kann einen Menschen nur betrauern, wenn ich eine Beziehung zu ihm hatte. Tritt der Tod in diese Beziehung ein, dann ist die Liebe noch da, doch jetzt nenne ich sie Trauer – und das ist auch ein Grundgedanke meines Hauses. Ab dem Zeitpunkt des Todes aber passiert in Deutschland etwas absolut Perverses: Alles wird reglementiert. Bestatter, Kirche, Psychologe, Mediziner, Gesetzgeber – alle schreiben dem Hinterbliebenen vor, wie er seine Trauerliebe zu leben hat. Dabei ist doch sein Gefühl für diesen verstorbenen Menschen einzigartig, individuell und für andere nicht nachvollziehbar. Dann sitzt er, womöglich in einem sterilen, gekachelten Raum, vor dem Sarg und soll begreifen, dass darin seine Frau liegt, die er übermorgen weggeben muss.«

Für Fritz Roth existieren diese Reglementierungen nicht: »Will ein Angehöriger seinen Toten vier oder fünf Tage lang zu Hause behalten, dann sorgen wir dafür, dass das möglich ist. Möchte jemand die Urne seines Verstorbenen im Rhein beisetzen, dann müssen wir Wege finden, das zu tun. Wollen Eltern den Sarg für ihr Kind selber bauen, dann unterstützen wir sie. Wir wollen uns nicht mit Hygienevorschriften oder Normen herausreden, weil wir wissen, wie wichtig es für die Hinterbliebenen ist, den Abschied aktiv so zu gestalten, wie er ihnen und dem Verstorbenen entspricht.«

»Was brauche ich, wie möchte ich behandelt werden und welche Menschen will ich um mich haben, wenn ich traurig bin?« Das »Haus der menschlichen Begleitung« ist die Antwort auf diese Fragen. Es liegt auf einer Anhöhe in einem kleinen Wald am Stadtrand von Bergisch Gladbach. Roth nennt es »Landhotel der Seele«, und tatsächlich ähnelt es einem Ort, an dem man sich ausruhen und wohlfühlen kann: warmes, einladendes Ambiente, viel zeitgenössische Kunst, helle und freundliche Räume. Und aus jedem Fenster der Blick auf den stufenförmig angelegten Garten, auf Bäume, Brunnen, kleine Wasserläufe, Skulpturen.

Fritz Roth geht mit mir in eines der Abschiedszimmer. Warmes Licht, angenehme wohltemperierte Luft, vor dem großen Fenster stehen zwei bequeme Sessel und ein runder Tisch. In einem offenen Sarg liegt ein alter Mann mit friedlichem Gesichtsausdruck, die Hände über dem Bauch gefaltet. Er trägt eine helle, etwas abgetragene Strickjacke, auf der Decke über seinen Beinen liegen ein Brief mit der Aufschrift »Für Papa«, ein angewelktes Sträußchen Gänseblümchen und eine bunte Kinderzeichnung: ein Haus auf einer Wiese mit Bäumen, große und kleine Strichfiguren, ein Hund. Die Tochter des Toten, ihr Mann und die beiden Kinder waren bis vor wenigen Minuten hier. Sie haben ihre Abschiedsgeschenke gebracht, haben bei ihrem Opa gesessen, haben geweint, mit ihm geredet, seine kalten Hände gestreichelt.

Fritz Roth und seine vierzehn Mitarbeiter ermutigen alle Trauernden, die zu ihnen kommen, sich auf den Abschied einzulassen, auch wenn er sehr schmerzhaft ist. Mit diesem Rückhalt ziehen die Angehörigen ihre Toten selber an, suchen die Kleidung aus, die diese gern getragen haben. Wenn eine Trauernde abends anruft und wünscht, ihren Toten zu sehen und hier zu schlafen, dann bleibt ein Mitarbeiter im Hause, stellt im Abschiedszimmer ein Gästebett auf und ist für sie da.

»Unsere Gesellschaft steckt Trauernde in kalte, sterile Räume. Kein Wunder, dass sie dann erstarren! Denn Menschen im Trauerstress brauchen Wärme und Nähe, sie brauchen befreiende und dennoch beschützende Orte, an denen sie sich fallen lassen können. Dazu den Blick ins Grüne, wo der Ruf des Lebens lockt – einfach Lebensräume, um in der Krise wieder eine Perspektive zu entdecken. Im Prinzip ganz simple Dinge«, die Fritz Roth in seinem Haus umzusetzen versucht. Eine »Archäologie der Trauerkultur«, die schichtweise wieder aufdecken soll, was früher Bestandteil des menschlichen Lebens- und Erfahrungsbereichs war.

Tod ist für Fritz Roth der beste Lehrmeister zum bürgerlichen Ungehorsam. Denn »Tod und Verlust lösen die anarchische Kraft der Trauer aus, die alles in Frage stellt, auch das eigene Leben. Es ist der Tod, der uns zeigt, wie schnell die Zeit vergeht, wie unwiederbringlich vieles ist. Wir trauern über das, was wir immer aufgeschoben haben und für das es jetzt zu spät ist.« Im Trauerprozess kann sich diese Wut, diese Energie in eine aktive Haltung und die Erkenntnis wandeln: Heute ist der erste Tag vom Rest meines Lebens, und ich will keine Minute mehr vergeuden. Dass der Tod als Grenze in unserem Leben wieder ernst genommen wird, dass wir mit dem Tod leben und lebendig sind im Bewusstsein von Endlichkeit – darauf hofft Fritz Roth, das ist sein Anliegen.

Mit seinem Haus hat er Bewegung in das Bestattungsgewerbe gebracht. Nicht nur durch die Art der Trauerbegleitung, die Angehörige in den Mittelpunkt und die Bestattung in den Hintergrund rückt, sondern auch durch die Aufklärungs- und Bildungsarbeit, die hier geboten wird. Schulklassen besuchen das Haus, Mediziner, Seelsorger, Therapeuten, Bestatter und Laien kommen zu Seminaren, Symposien und Diskussionen, zu Kabarett- und Musikabenden, Künstler stellen ihre Werke aus. Zeitweise ist Fritz Roth »wie ein Derwisch von Nord nach Süd gerast«, um sein Konzept unter die Leute zu bringen. Er ist bekannt geworden, nicht nur in der Bestatterszene. Seine Ideen faszinieren, die Umsetzung überzeugt. Das tut ihm gut, weil er sieht: »Ich bin auf der richtigen Schiene.« Und er genießt, dass der Beruf des Bestatters plötzlich anerkannt wird.

Er hat noch viele Ideen, wie der Tod in unserer Gesellschaft entkrampft und wieder ins Leben geführt werden kann. Eine ist, einen Freistaat »Lebendige Trauer« zu gründen. Das Territorium soll der Wald um das »Haus der menschlichen Begleitung« sein. Und es wird einen eigenen Friedhof geben, einen Kreativ-Friedhof, den die Angehörigen nach ihren eigenen Wünschen und Talenten gestalten werden, ohne Regeln, ohne Vorschriften, aber mit viel Fantasie und Hingabe ...

PORTRÄT: Mit der Trauer verreisen – Urlaub für Trauernde

Eine steife Brise bläst aus Nordwest, Wolken jagen über den blauen Himmel und verdecken immer wieder die strahlende Märzsonne. Der lange Sandstrand auf der Nordsee-Insel Föhr ist fast menschenleer. Hier und da einzelne Spaziergänger, eingepackt in dicke Mäntel und Jacken. Eine Gruppe von Frauen sammelt Strandgut und legt daraus ein großes rundes Mosaik aus Muscheln, Holzstücken, Steinen und Seetang in den Sand: ein Mandala. Was aussieht wie ein kreatives Spiel, ist ein Abschiedsritual. In wenigen Stunden kommt die Flut und spült das Mandala, buddhistisches Sinnbild für Vergänglichkeit, wieder weg.

Die Frauen sind in Trauer. Sie haben ihre Partner verloren, die kleine Tochter, den Vater. Eine der Frauen hatte einen Schlaganfall, seitdem ist ihre linke Gesichtshälfte gelähmt. Eine andere lebt in Scheidung. Eine hatte nach langen Konflikten in ihrem Betrieb einen Zusammenbruch und sieht keine Möglichkeit mehr, ihre Arbeit wieder anzutreten. Sie alle nehmen teil an einer ungewöhnlichen Urlaubsreise, auf der sie mit ihrer Trauer willkommen sind.

TrauDichReisen heißt die Agentur, bei der sie gebucht haben. Die Angebote dieses Unternehmens richten sich ausschließlich an Trauernde, an Männer und Frauen, die ihren Schmerz nicht abstellen können, aber dennoch einmal aus ihrem bedrückenden Alltag aussteigen möchten. Auf einer TrauDichReise können sie sich mit ihren Tränen und ihrer Verzweiflung, mit ihrem ganzen Gefühlschaos nach Tod, Verlust und Scheitern eine Woche lang anderen Menschen, Betroffenen und Betreuerinnen, anvertrauen. Hier sind sie eingeladen zu trauern, aber auch am Urlaubsort aufzutanken, in Gemeinschaft oder allein die Gegend zu erkunden, zu genießen und wieder Kraft und Hoffnung zu schöpfen.

Ende 1996 hat Martina Taruttis TrauDichReisen gegründet. Während ihrer langjährigen Tätigkeit mit Trauernden beobachtete sie, dass diese Menschen kaum Urlaub machen können: Weil sie sich oft deplatziert fühlen unter unternehmungslustigen Leuten, weil ihnen inmitten des fröhlichen Treibens die eigene Einsamkeit noch unerträglicher wird. Wie viele Menschen, die mit

Trauernden arbeiten, hat die Unternehmensgründerin neben der Berufserfahrung ihre persönlichen Motive. Und beides, der Beruf und die eigene Motivation, verquicken sich im Laufe ihres Lebens zu einer Berufung. Dabei hat die quirlige Rheinländerin ursprünglich ein völlig anderes Betätigungsfeld angesteuert. Sie studierte Soziologie, Geografie und Geologie in Düsseldorf und wollte in die Landesplanung. Doch die Stellensuche gestaltete sich schwierig und war frustrierend.

Nach vielen Bewerbungen in unterschiedlichsten Bereichen und vielen Absagen ist Martina Taruttis schließlich erfolgreich: Ein großes Düsseldorfer Bestattungsinstitut will sie als Fachberaterin haben. Das hatte sie sich nun nicht gerade erträumt. Dennoch sagt die forsche Akademikerin zu und tritt die Stelle an. Und weil sie zu dem Typ Mensch gehört, der eine Sache entweder ganz oder gar nicht macht, engagiert sie sich und wächst schnell in ihre Aufgabe hinein. »Verhaltenes Personal, Särge in den Schaufenstern, dunkles Mobiliar – dieser ganze Mief kam raus. Dafür habe ich gesorgt und eigentlich den ganzen Laden revolutioniert. Ich habe auch immer meinen Kopf hingehalten: Wenn Hinterbliebene aufgebracht waren oder ausflippten, bin ich bei ihnen geblieben. Einmal ist mir ein Vater, dessen kleiner Sohn von einem Laster totgefahren wurde, an die Gurgel gegangen und hat mich geschüttelt. Hinterher lag er mir schluchzend in den Armen.«

Martina Taruttis erkennt, dass sie mit Trauernden gut umgehen kann und keine Angst vor heftigen Gefühlen und Reaktionen hat. Als ihr Chef ihr anbietet, eine zweijährige Ausbildung zur Trauerbegleiterin zu machen, ergreift sie die Chance, nicht ahnend, dass dadurch bei ihr ein tiefgreifender persönlicher Prozess einsetzt: Im Laufe der Ausbildung durchlebt sie, ebenso wie die übrigen Teilnehmer, alte Trauer und Verletzungen. Als dann auch noch beim Mann ihrer besten Freundin, Annabell Hoeps, Darmkrebs diagnostiziert wird, gerät sie an ihre Grenzen: Mutet sie sich nicht zu viel zu mit dieser Tätigkeit, jetzt, wo der Freund im Sterben liegt und sie selber so empfindlich ist?

Annabell Hoeps pflegt ihren todkranken Mann, Martina Taruttis begleitet das Paar. Sie sorgt dafür, dass die beiden offen miteinander reden und sich auf ein Begräbnis einigen, das für beide stimmig ist. Sie ist dabei, als der Freund stirbt, und hält ihre Freundin in den Armen. Und sie ist da für die Trauernde, die nach dem Tod ihres Mannes völlig ausgebrannt und verzweifelt ist. Manchmal, wenn die Trauer für Annabell unerträglich wird, verreisen die Freundinnen: wandern, schlafen und reden, stundenlang. Wieder und wieder erzählt die Trauernde, welche Nöte sie durchlebt und was es bedeutet, Witwe zu sein: dass sie ständig nur bedauert oder gemieden wird, dass Nachbarn sie konsterniert anblicken, wenn sie lacht, dass sie sich stigmatisiert fühlt. »Was machen eigentlich Menschen, die in einer ähnlich schrecklichen Situation stecken wie ich und keine gute Freundin haben?«, fragt Annabell Hoeps ihre Begleiterin einmal während eines solchen Ausflugs. Später, vor der Gründung ihrer TrauDichReisen, erinnert sich Martina Taruttis an diese Erfahrung.

Schon seit dem Tod des Freundes 1992 spürt sie, dass eine Veränderung ansteht. Die Entscheidung wird ihr schließlich abgenommen, als ihr Mann 1994 beruflich ins emsländische Papenburg versetzt wird. Martina Taruttis kündigt nach achtjähriger Tätigkeit beim Bestattungsinstitut und zieht mit ihrer kleinen Tochter und ihrem Mann ins Emsland. Doch was macht eine temperamentvolle 36-jährige Frau mit viel Tatendrang in einer fremden norddeutschen Kleinstadt? Der Zugezogenen fällt schnell die Decke auf den Kopf. Sie grübelt, wie sie sich engagieren könnte, gründet und leitet Trauergesprächskreise in der Umgebung und sucht nach Ideen, wie sie ihre Fähigkeiten und Qualitäten umsetzen könnte.

»Wenn es dir so wichtig ist, mit traurigen Menschen zusammen zu sein, dann hole sie doch zu dir. Miete ein passendes Tagungshaus und veranstalte Seminare.« Der Vorschlag ihres Mannes gefällt Martina Taruttis. Vielleicht sollte sie spezielle Gruppenreisen für Trauernde anbieten? Ganz nach deren Bedürfnissen ausgerichtet, in sorgfältig ausgewählten Gegenden und Hotels, ohne Rummel, aber mit passendem Ambiente und Komfort: Besinnungs- und Erholungsreisen kombiniert mit Trauerseminaren. Die Idee für »TrauDichReisen« ist geboren.

Martina Taruttis unterbreitet das Konzept Annabell Hoeps – und gewinnt sie als Mitarbeiterin.

Die beiden sind ein eingespieltes Gespann, das wissen sie. Vierjährige Kranken- und Sterbebegleitung ihres Mannes, eben die eigene Betroffenheit, aber auch jahrelange Tätigkeit als Erzieherin und in der Erwachsenenbildung prädestinieren die Freundin geradezu für das geplante Projekt.

Die erste TrauDichReise im Spätsommer 1997 ins Emsland ist ein Erfolg. Passendes Domizil ist ein franziskanisches Nonnenkloster bei Lingen. Die beiden Frauen begleiten die Gruppe eine Woche lang durch die Landschaften der Trauer. Sie ermöglichen Gemeinschaft und Austausch in einer täglichen Gesprächsrunde und eröffnen den Gästen neue Wege des Umgangs mit ihrem Verlust und ihren Gefühlen – lassen neben diesem Programm aber auch Zeit für Erholung und Besichtigungen.

Inzwischen hat sich TrauDichReisen etabliert. Weil die Nachfrage groß ist und die Zahl der Reisen von Jahr zu Jahr steigt, hat Martina Taruttis weitere ausgebildete Trauerreise-Begleiter mit ins Boot genommen. Ziele sind die Nordsee-Insel Föhr, das Allgäu, Südschweden, neuerdings auch Griechenland und Mallorca. Immer ist die Gruppe auf acht Gäste beschränkt, und in der Regel kommen nur Frauen. Nur ab und zu ist ein Mann dabei: »Männer, vor allem ältere, tun sich schwer, ihre Gefühle ernst zu nehmen und zu zeigen«, sagt Martina Taruttis.

Im Laufe der Jahre haben sich die Veranstalterinnen ein großes Repertoire an Übungen und Ritualen erarbeitet. Annabell Hoeps mit ihrem

»schier unerschöpflichen Fundus an kreativen Ideen« ermuntert und unterstützt die Teilnehmenden, ihre Gefühle malend, zeichnend, formend, modellierend oder durch Musik und Bewegung zum Ausdruck zu bringen. Martina Taruttis sorgt mit ihrer direkten Art für Ehrlichkeit und konfrontiert auch mal, wenn Teilnehmer zu sehr harmonisieren oder verklären: »Die Gefühle raus- und loslassen, aussprechen, was sie sonst kaum zu denken wagen – dafür ist hier Platz und Raum. Das kostet zwar Mut, aber es ist notwendig, um Abschied nehmen zu können.«

Neben der Trauerarbeit wird aber auch der Blick auf das Schöne im Leben gerichtet. Bei den gemeinsam eingenommenen Mahlzeiten sind Problemthemen tabu, genießen ist angesagt. Immer wieder werden die Gäste ermuntert, es sich schön zu machen. »Die Welt ist so bunt, wie ihr sie euch gestaltet« ist das Motto eines Rituals, in dem den Trauernden vorgeschlagen wird, graue Steine am Strand mit leuchtenden Farben zu bemalen – oder übertragen: ihr trist erscheinendes Leben wieder bunter zu machen.

Solch eine Reise kann Hoffnung fürs Weiterleben geben. Das weiß Martina Taruttis. Die Teilnehmer erleben, dass Gemeinschaft und Vertrauen das Leiden lindert, und sie nehmen diese Erfahrung mit nach Hause. Auch dass sie – bei allem Schmerz – sich immer wieder etwas Gutes tun und genießen können, einfach, dass sie anfangen, ihr Leben wieder mehr in die Hand zu nehmen. Oft entstehen auf einer TrauDichReise enge Beziehungen: Trotz großer Entfernungen halten die Menschen Kontakt, rufen sich an, treffen sich – Bande sind geknüpft. Das alles bestätigt Martina Taruttis. Und ermutigt sie, weiterzumachen.

Was tun im Todesfall?

Ein praktischer Ratgeber

DAS UNFASSBARE IST geschehen. Ein geliebter Mensch ist gestorben. Die Tochter, der Partner, der Vater, die Schwester, die Freundin hat den letzten Atemzug getan. Vor uns liegt ein lebloser Körper. Ob in jungen Jahren oder in hohem Alter, nach langer Krankheit oder sanft eingeschlafen: Der Tod eines nahen Menschen ist fast immer ein Schock und trifft uns mit aller Kraft. Erst recht, wenn er plötzlich durch einen Unfall oder gar durch eine Gewalttat eintrat.

Wir weinen, wimmern, schreien, erstarren innerlich oder sind scheinbar gefasst, obwohl wir das Geschehene nicht fassen können. Und jetzt müssen wir auch noch entscheiden, was mit dem toten Menschen geschehen soll, müssen wir die Formalitäten der Bestattung bestimmen. Manchen mag dieser Handlungsdruck Halt geben und sie vor dem Sturz ins Bodenlose bewahren, viele jedoch fühlen sich überfordert von den Aufgaben und Entscheidungen, die nun auf sie zukommen. Doch niemand muss sich angesichts des Todes sofort unter Zeitdruck setzen. Gerade jetzt, in diesen unwiederbringlichen Stunden ist es wichtig, unserem Herzen zu folgen und unseren Gefühlen freien Lauf zu lassen. Egal, was die anderen denken könnten – sie erleben nicht, was wir jetzt durchmachen: Der Tod eines geliebten Menschen ist ein allumfassender endgültiger Verlust, der uns zutiefst erschüttert oder traumatisiert. Es gibt jedoch Möglichkeiten, den schweren Prozess erträglicher zu machen.

Was zu tun ist

Direkt nach Eintritt des Todes sollten wir Folgendes tun:

- Einen oder mehrere Menschen des Vertrauens um Hilfe und Beistand bitten

- Nach Konfession und Wunsch einen Geistlichen rufen

- Einen Arzt (möglichst den Hausarzt) benachrichtigen

- Bewusst Abschied vom Verstorbenen nehmen

- Den Totenschein ausstellen lassen (wird im Krankenhaus oder Pflegeheim automatisch veranlasst)

- Im Krankenhaus auf die Frage nach einer Obduktion oder Organspende gefasst sein

- Den Aufbahrungsort bestimmen

Ein Mensch ist gestorben

»Behalte ihn lieber lebend in Erinnerung!« Dieser Rat will uns vor dem Anblick des Verstorbenen bewahren und vor zusätzlichem Schmerz schützen. Ob er uns wirklich in unserer Trauer unterstützt, sei dahingestellt. Wir sollten nachspüren und uns fragen: Wie will ich mich vom geliebten Menschen verabschieden? Noch haben wir die Möglichkeit, dem Verstorbenen zu begegnen, ihn zu sehen, zu berühren, still bei ihm zu sitzen oder mit ihm zu reden und damit den ersten Schritt zu tun, das Unbegreifliche zu verstehen. Manche Trauernde kommen lange nicht darüber hinweg, dass sie den Toten nicht mehr gesehen haben und in ihrer Verstörtheit die Stunden des Abschieds nicht so gestaltet haben, wie es für sie persönlich angemessen gewesen wäre.

Nach Eintritt des Todes sollten wir zuallererst einen vertrauten Menschen zu uns rufen, der uns Beistand sein kann. Wir sind im Schock und brauchen jetzt jemanden, der mittrauern, trösten, beraten und unterstützen kann. Auch ein Geistlicher kann jetzt helfen. Wie auch immer wir zur Kirche stehen – gerade jetzt sollten wir keine Scheu haben, wenn wir das Bedürfnis nach einem Gespräch spüren. Geistliche sind in der Regel psychologisch-seelsorgerlich geschult und offen gegenüber Fragen, die sich angesichts des Todes stellen. Ihre Erfahrung im Umgang mit Ritualen und Texten kann uns Halt geben.

Im Laufe der folgenden Stunden sollte der Hausarzt verständigt werden, der nach einer abschließenden Untersuchung den Totenschein ausstellt (im Krankenhaus oder Pflegeheim stellt der behandelnde Arzt die Todesbescheinigung unaufgefordert aus). Vielleicht haben wir den Wunsch, unseren Verstorbenen zu waschen und einzukleiden, eine letzte tiefe Hinwendung zum leblosen Körper als Abschiedsritual. Dafür sollten wir uns in jedem Fall eine weitere Person zu Hilfe nehmen. Sehen wir uns dazu nicht in der Lage, können wir dem Bestatter die Waschung übertragen. Bei einem Tod im Krankenhaus oder Pflegeheim waschen die Schwestern den Verstorbenen, es sei denn, wir wollen die Verrichtungen übernehmen. Dazu wird der Tote auf eine wasserdichte Unterlage gelegt. Der Kopf sollte leicht erhöht liegen, damit sich in ihm kein Blut sammelt. Dann wird der Körper mit kaltem Wasser gereinigt und abgetrocknet. Vor Eintreten der Totenstarre (2 bis 6 Stunden nach Todeseintritt) kommt es oft noch zu einer Blasen- und Darmentleerung. Die Waschung hilft, Bakterien zu entfernen und eine Geruchsbildung und Verwesung zu verzögern. Hat der Verstorbene keinen Kleidungswunsch geäußert, kleiden wir ihn, wie wir es für passend halten.

Obduktion und klinische Sektion

Bei einem plötzlichen, einem gewaltsamen oder einem Unfalltod kann es zur »Leichenschau«, einer gerichtsmedizinischen Untersuchung, kommen. Ist die Todesursache auch dann noch nicht geklärt, beantragt der Staatsanwalt eine Obduktion, bei der der tote Mensch geöffnet wird. Für manche Angehörige ist die Vorstellung, dass der Verstorbene aufgeschnitten wird, sehr schwer auszuhalten. Sie können jedoch keinen Einspruch gegen eine gerichtsmedizinische Obduktion erheben. Hinzu kommt, dass der Angehörige den Verstorbenen nur kurz sehen darf, um ihn zu identifizieren. Oft raten die Gerichtsmediziner von einer Begegnung mit dem Toten ab, weil sie bei den Angehörigen heftigste Gefühle befürchten. Wer aber den starken Wunsch hat, den Verstorbenen noch zu sehen, soll sich informieren, was ihn erwartet, und dann entscheiden, was er sich zumuten will und was nicht. Auch in der Gerichtsmedizin haben Angehörige das Recht, ihren Verstorbenen zu sehen und in Ruhe Abschied zu nehmen. So schmerzhaft die Begegnung auch sein mag, sie kann helfen, den Tod zu begreifen.

Klinische Sektion heißt, dass der Leichnam zu Forschungszwecken zerschnitten wird. Sie wird gemacht, wenn der Verstorbene durch eine entsprechende Einwilligung (z. B. Organspendeausweis) seinen Körper der Wissenschaft zur Verfügung stellte, oder wenn die Angehörigen einer Sektion zustimmen.

Kümmert sich niemand um die Bestattung des Verstorbenen, kann sein Leichnam zur Ärzte-Ausbildung in ein anatomisches Institut überführt werden.

Liegt ein hirngeschädigter Mensch auf der Intensivstation eines Krankenhauses und liegt kein Organspendeausweis vor, kann es sein, dass die Angehörigen gefragt werden, ob sie im Falle eines Hirntodes einer Organentnahme zustimmen. In Deutschland müssen drei Voraussetzungen für die Organentnahme erfüllt sein:

1. Ein Organspenderausweis oder das Einverständnis der nächsten Angehörigen muss vorliegen.
2. Zwei Ärzte müssen unabhängig voneinander den Hirntod diagnostizieren.
3. Zwischen der Diagnose »Hirntod« und dem Zeitpunkt der Entnahme müssen 24 Stunden vergangen sein.

Bis dahin muss der hirntote Patient maschinell dauerbeatmet werden, damit die Funktion der Organe erhalten bleibt.

Zweifellos ist es eine Zumutung, Menschen, die gerade einen Angehörigen verlieren, eine Entscheidung über die Zustimmung oder Ablehnung zur Organspende abzuverlangen. Jetzt ist es wichtig, keinesfalls unter Druck zu entscheiden! Es gibt Menschen, die sich nach einer Zustimmung große Vorwürfe machen und schrecklich darunter leiden, dass ihr geliebter Mensch »zerfleddert« wurde. Anderen wieder ist es ein Trost, dass durch die Organentnahme einem kranken Menschen geholfen werden kann. Deshalb ist es wichtig, dass sich jeder vor seinem Tod mit dieser Frage auseinander setzt und die Entscheidung für oder gegen Organspende für sich selber trifft.

Die Aufbahrung des Toten zu Hause

Ist unser Angehöriger zu Hause verstorben, haben wir 36 Stunden – mit einer Sondergenehmigung des Gesundheitsamtes bis zu 72 Stunden – Zeit, ihn bei uns zu behalten. Der behandelnde Arzt wird abklären und bescheinigen, ob das aus medizinischer Sicht zu vertreten ist. Wichtig ist, dass wir uns vor Augen halten: Dies sind die letzten Stunden, die wir mit dem Toten haben. Wenn wir uns von ihm zu Hause verabschieden wollen, lassen sich in der Regel Wege finden, das zu tun. Der Verstorbene muss in einem eigenen Raum aufgebahrt werden, in dem während dieser Zeit niemand wohnt, arbeitet oder schläft. Wir können ihn auf ein Bett, Sofa oder in den Sarg betten. Es ist gut, wenn wir die Aufbahrung und Gestaltung des Raumes zusammen mit vertrauten Menschen machen, wir können aber auch einen Bestatter beauftragen. Selbst wenn unser Angehöriger im Krankenhaus oder Pflegeheim verstorben ist, können wir ihn nach Hause überführen lassen und uns hier von ihm verabschieden. Vielleicht wollen wir ihm noch etwas sagen, ihn berühren, mit Verwandten und Freunden Texte lesen, beten oder Lieder singen, im Kerzenlicht bei ihm Totenwache halten und schweigend dasitzen.

Es kann sehr kostbar sein, die Veränderungen eines toten Körpers wahrzunehmen und damit den Tod ein Stück mehr zu begreifen. Der Leichnam wird kalt, bleich, bekommt manchmal bläuliche Flecken. Etwa sechs Stunden nach dem Tod tritt die Leichenstarre ein, die nach zwei bis drei Tagen wieder verschwindet. Oft verändert sich der Gesichtsausdruck des Toten. Ein von Schmerz und Kampf gezeichnetes Gesicht kann am Ende dieses Prozesses Frieden ausstrahlen, der so vertraute Mensch kann uns aber auch plötzlich fremd erscheinen – er ist für uns nicht mehr erreichbar.

Im Abschiedsraum oder in der Leichenhalle

Wollen oder können wir unseren Verstorbenen nicht zu Hause behalten, so besteht die Möglichkeit, ihn in einer Leichenhalle oder in einem Abschiedsraum aufzubahren. Die kommunalen Leichenhallen sind sehr unterschiedlich gestaltet, von nüchtern, funktional bis ästhetisch ansprechend. Die Öffnungszeiten lassen es oft nicht zu, dass wir unseren Verstorbenen aufsuchen können, wenn uns danach ist. Anders kann es in ländlichen Regionen sein. Dort wird der Schlüssel oft unbürokratisch ausgehändigt.

Mittlerweile haben einzelne Bestatter angenehm gestaltete Abschiedsräume, eine adäquate Alternative zur häuslichen Aufbahrung. Mitunter erhalten Angehörige einen Schlüssel zu diesem Abschiedsraum und können den Kontakt zum Toten selbst bestimmen (Adressen können über die Bestatterverbände erfragt werden, siehe Anhang).

Was zu tun ist

Als Nächstes muss Folgendes geschehen:

Institutionen informieren:

- Beim Standesamt Sterbeurkunde (etwa 6 Exemplare) beantragen
- Arbeitgeber Bescheid geben
- Lebens- und Unfallversicherung innerhalb 48 Stunden informieren
- Bestatter auswählen (Verstorbene dürfen nur in einem Leichenwagen transportiert werden)
- Bestattungsart festlegen (Erd-, Feuer- oder Seebestattung)
- Auswahl des Friedhofes und der Grabstätte
- Angehörige, Freunde, Nachbarn und Kollegen benachrichtigen
- Trauerfeier planen

Den Tod unseres Angehörigen müssen wir spätestens am folgenden Werktag beim Standesamt am Sterbeort anzeigen. Dafür brauchen wir folgende amtliche Unterlagen:

- ärztliche Todesbescheinigung und Personalausweis des Verstorbenen sowie
- bei Kindern und Ledigen: Elternstammbuch bzw. Geburtsurkunde,
- bei Verheirateten: Familienstammbuch oder Heiratsurkunde – bei Geschiedenen oder Verwitweten: Nachweis über die Ehescheidung bzw. über den Tod des letzten Ehepartners.

Der Standesbeamte stellt (kostenlos) zwei Sterbeurkunden und eine Bestattungsgenehmigung für den Friedhof oder das Krematorium aus. Die Sterbeurkunde brauchen wir für die Abwicklung finanzieller Angelegenheiten des Verstorbenen. Deshalb sollten wir uns gleich vier bis sechs weitere Exemplare (gegen eine geringe Gebühr) ausstellen lassen.

Was noch wichtig ist? Der Arbeitgeber muss möglichst bald informiert werden. Außerdem: Lebens- und Unfallversicherungen müssen binnen einer Frist von 48 Stunden nach dem Tod benachrichtigt werden.

Bestattung

Bei vielen Hinterbliebenen nimmt die Bestattung ihres Verstorbenen großen Raum ein. Die Gefühle schwanken zwischen Angst vor dieser Stunde und dem Wunsch, dem geliebten Menschen ein würdiges letztes Geleit zu geben. Bei aller Vorbereitung sollte stets die Zeit sein, Furcht, Verzweiflung und Trauer zuzulassen und mitzuteilen.

Bestattungspflicht und Friedhofszwang

In Deutschland besteht eine Bestattungspflicht, die eine ordnungsgemäße Beisetzung ab 500 Gramm Körpergewicht des Verstorbenen vorschreibt. In den meisten Bundesländern darf ein Mensch frühestens nach 48 Stunden und muss innerhalb von 96 Stunden nach Feststellung des Todes bestattet werden. (Wie die Regelung im jeweiligen Bundesland ist, weiß der Bestatter.)

Der gesetzliche Friedhofszwang schreibt außerdem einen öffentlichen Bestattungsplatz vor. Es ist also in Deutschland weder erlaubt, den Verstorbenen im Garten zu begraben, noch, die Urne zu Hause aufzubewahren oder die Asche im Freien auszustreuen.

Auswahl eines Bestatters

Hat unser Verstorbener schon zu Lebzeiten einen Bestattungsvorsorgevertrag abgeschlossen, so sind uns viele praktische Entscheidungen abgenommen – unser geliebter Mensch hat bestimmt, wie er beerdigt werden will. Ist das nicht der Fall, müssen wir ein Bestattungsunternehmen auswählen und entscheiden, wie viel der anstehenden Erledigungen und Pflichten wir in die Hand dieses Unternehmens geben.

Bestatter sind Dienstleister rund um den Todesfall: von der Überführung des Verstorbenen über die Behandlung des Leichnams, Sarglieferung und -ausstattung, Grabwahl bis hin zur Organisation der Trauerfeier und Beerdigung. Zudem bieten sie an, Behördengänge zu übernehmen sowie Renten und Versicherungen zu beantragen. Das kann für Trauernde eine große Entlastung sein. Für die Bewältigung des Verlustes ist es manchmal aber auch hilfreich, einige der letzten Dienste für den Verstorbenen selbst zu übernehmen. Was man selber machen will – möglicherweise mit nahe stehenden Menschen – und welche Aufgaben das Beerdigungsinstitut übernehmen soll, muss jeder Trauernde für sich selbst herausfinden und entscheiden.

Die Auswahl eines Bestattungsunternehmens ist eine Vertrauensfrage, die sorgfältig durchdacht und geprüft werden sollte. Bei aller Trauer dürfen wir nicht vergessen: Bestatter kommen nicht als wohlwollende Freunde zu uns. Sie sind selbstständige Unternehmer, die ihre Dienstleistungen und Waren anbieten. Folgende Kriterien können bei der Auswahl helfen:

- Fühlen wir uns bei dem Bestatter mit unseren Vorstellungen und Wünschen gut aufgehoben? Falls wir Zweifel haben, sollten wir diese ernst nehmen und weitersuchen.

- Bietet der Bestatter die Dienste, die mir wichtig sind? Beispielsweise einfühlsame Beratung, Trauerbegleitung oder Trauerseminare durch kompetente Mitarbeiter? Verfügt er über ein ansprechend eingerichtetes Abschiedszimmer, in dem wir unseren Verstorbenen aufbahren wollen?

- Nimmt sich der Bestatter Zeit für uns? Berät er uns solide? Ist er bereit, einen Kostenvoranschlag zu erstellen? Ein seriöses Bestattungsunternehmen versucht nicht, uns die teuersten Angebote zu machen, sondern die für uns angemessenen. Haben wir Bedenken, sollten wir Preisvergleiche machen. Das ist heute durchaus üblich und steht nicht im Widerspruch zur Pietät gegenüber unserem Toten.

- Können unsere Verwandten und Freunde uns einen Bestatter empfehlen, mit dem sie gute Erfahrungen machten? Ansonsten können wir von Berufsverbänden der Bestattungsunternehmen (Adressen, siehe Anhang) Listen mit kompetenten und seriösen Bestattern erhalten.

Es sind tatsächlich viele Aufgaben und Entscheidungen, die uns in dieser Situation abverlangt werden. Deshalb ist es wichtig, Unterstützung zu haben und gegebenenfalls die Verhandlungen an Verwandte und Freunde zu delegieren.

Sollten wir uns entscheiden, die Gestaltung der Bestattung selbst zu übernehmen, so müssen wir dennoch ein Bestattungsinstitut mit der Überführung unseres Verstorbenen beauftragen, denn Tote dürfen nur in einem amtlich zugelassenen Leichenwagen transportiert werden.

Die Bestattungsart

In Deutschland muss jeder Verstorbene in einem Sarg bestattet werden, unabhängig davon, ob wir uns für eine Erd- oder Feuerbestattung entscheiden. Die Bestattungsinstitute bieten Särge in verschiedenen Ausführungen und Preisklassen an. Für uns geht es darum, eine angemessene Form der Bestattung für unseren Verstorbenen zu finden. Nicht was die anderen erwarten, ist wichtig, sondern was am besten zu unserem toten Menschen passt. Vielleicht entspricht ihm ein schlichter Kiefernsarg eher als einer aus Edelholz. Wollen wir den Sarg vielleicht sogar selber bemalen oder mit eigenen Tüchern und Kissen auskleiden? Schreiben wir unserem Verstorbenen noch einen Brief, den wir ihm mit ins Grab geben? Möchten wir statt eines Blumenbuketts lieber bunte Wiesenblumen oder Astern aus dem eigenen Garten auf den Sarg legen? Wir haben Gestaltungsmöglichkeiten trotz Umweltauflagen und Friedhofsverordnungen. Vorraussetzung für Sargausstattung und -beigaben ist allerdings, dass sie aus Naturmaterialien sind, damit weder bei der Verbrennung noch während des Zersetzungsprozesses in der Erde Giftstoffe frei werden.

Die Erdbestattung

Grundsätzlich gilt: Jeder Mensch wird so bestattet, wie er es zu Lebzeiten entschied. Liegt keine Willenserklärung vor, entscheiden die Angehörigen. Die Erdbestattung ist in unseren Breiten und besonders in katholischen Regionen die üblichere Beisetzungsform. Das liegt daran, dass das Christentum jahrhundertelang nur die Erdbestattung duldete, gemäß dem biblischen Wort: Der Mensch sei aus Erde und kehre zurück zu ihr.

Meistens im Anschluss an die Trauerfeier wird der eingesargte Leichnam in einem Grab beigesetzt. Die Vorstellung, dass hier der ganze Mensch begraben liegt, so wie sie ihn kannten, ist für manche Hinterbliebene tröstlich. Sie können ihn besuchen, zu ihm sprechen. Der langsame Verwesungsprozess (in der Regel fünf bis sieben Jahre, bei feuchten Bodenverhältnissen und schlechter Durchlüftung wesentlich länger) hält sozusagen Schritt mit der Trauer der Angehörigen.

Die Feuerbestattung

Die Einäscherung einer Leiche dauert dagegen nur 60 bis 90 Minuten. Bei der Feuerbestattung wird der eingesargte Leichnam in einer auf etwa 1000 Grad erhitzten Brennkammer verbrannt. Damit es nicht zu Verwechslungen kommt, wird jeder Sarg mit einer feuerfesten Kennzeichnung versehen und einzeln verbrannt. Hinterher wird die Asche in eine Urne gefüllt und in einem Erdgrab, einem Seegrab oder einem Kolumbarium (Urnenhalle) beigesetzt. Voraussetzungen für eine Feuerbestattung sind:

- Eine Verfügung des nächsten Angehörigen oder des Verstorbenen selbst – der Tote darf nicht gegen seinen Willen verbrannt werden.

- Eine zusätzliche amtsärztliche Untersuchung des Leichnams, um sicherzugehen, dass kein gewaltsamer Tod vorliegt. Denn durch die Einäscherung werden alle Befunde zerstört.

- Eine Bescheinigung der Polizeibehörde am Sterbeort, dass der Tod nicht auf strafbare Handlungen zurückzuführen ist. (Diese Regelung gilt nicht für die neuen Bundesländer.)

- Die Sterbeurkunde.

Die moderne Kremation wurde hierzulande erst im 19. Jahrhundert eingeführt. Zunächst Freimaurern und Atheisten zugeschrieben, dauerte es lange, bis sie sich durchsetzte. Die katholische Kirche ließ die moderne Brandbestattung erst 1963 offiziell für ihre Gläubigen zu.

Die Seebestattung

Auch für diese Beisetzungsform wird eine schriftliche Willenserklärung des Verstorbenen oder des nächsten Angehörigen vorausgesetzt. Außerdem ist – neben der Sterbeurkunde – ein Antrag auf Befreiung vom Friedhofszwang nötig. Eine Seebestattung bedeutet viel Organisation: Die Urne (beschwert und aus wasserlöslichem Material) wird per Post zu einem Hafen an der Nord-, Ostsee oder am Atlantik geschickt und anschließend mit dem Schiff zu einem offiziell zugelassenen Platz außerhalb der Drei-Meilen-Zone gebracht. Nach einer kurzen Zeremonie oder einer geistlichen Andacht wird die Urne dem Meer übergeben. Angehörige können an der Seebestattung teilnehmen, das kostet aber zusätzlich. In jedem Fall erhalten sie später eine Seekarte mit genauer Einzeichnung der Versenkungsstelle.

Auswahl des Friedhofs und der Grabstätte

Die Beerdigung erfolgt oft in dem Friedhof, in dessen Bezirk der Verstorbene zuletzt wohnte, beziehungsweise in dem Friedhof, in dem das Familiengrab ist. Wir können aber auch einen Friedhof wählen, der uns besonders anspricht. Oder den Toten auf einem Friedhof bestatten, der in der Nähe der Menschen liegt, die das Grab pflegen. Das muss dann von der Friedhofsverwaltung genehmigt werden.

Grabarten

Falls noch kein Grab vorhanden ist, steht jetzt ein Kauf an. Und zwar nicht ein Kauf im wörtlichen Sinn, wir können nämlich immer nur das Nutzungsrecht für ein

Grab erwerben. Dieses Nutzungsrecht bewegt sich je nach Friedhofsordnung zwischen 10 und 60 Jahren. Es wird in Abstimmung mit dem sogenannten Ruherecht – auch Verschonungs- oder Verwesungsfrist genannt – festgelegt und hängt von der Art der Beerdigung und den Bodenverhältnissen ab (s. o.).

Die verschiedenen Grabarten sind:

- Reihengrab (Einzelgrab)

- Wahlgrab (Familiengrab, Wahltiefengrab, Erbbegräbnis)

- Gemeinschaftsgrab (anonymes Grab)

- Wandgrab für Urnen oder Särge

Das *Reihengrab* erwirbt man immer nur anlässlich eines Todesfalls für eine Person. Die Verstorbenen werden dort einzeln und der Reihe nach beerdigt. Ein weiterer Platz, z. B. für den Partner, kann nicht reserviert werden. Ebenso wenig ist das Nutzungsrecht an einem Reihengrab zu verlängern. Es fällt nach Ablauf an den Friedhof zurück.

Das Nutzungsrecht für das *Wahlgrab* kann man schon zu Lebzeiten erwerben und nach Ablauf verlängern lassen. Es ist meist größer als das Reihengrab und besteht aus mehreren Grabstellen, die neben- oder übereinander liegen. Folglich ist das Wahlgrab entsprechend teurer als das Reihengrab. Wahlgräber nutzen Familien häufig über mehrere Generationen.

Das *Gemeinschaftsgrab*, auch anonymes Grab genannt, ist ein Reihengrab für Urnen, manchmal auch für Erdbestattungen. In der Regel können die Angehörigen an der Bestattung nicht teilnehmen. In jüngster Zeit wählen immer mehr Menschen das anonyme Begräbnis, vielleicht, weil es kostengünstiger ist und auch keine Grabpflege erfordert. Wer eine solche Bestattung wählt, sollte überlegen, ob er einen Ort für die Trauer braucht. Die letzte Ruhestätte des Verstorbenen immer wieder aufsuchen, das Grab pflegen zu können, kann für Trauernde sehr wichtig sein. Menschen, die zu Lebzeiten diese Bestattungsform erwägen, sollen mit ihren Angehörigen darüber sprechen, ehe sie sich dafür entscheiden.

Als Alternative zur Bestattung in der Erde gibt es in manchen Gegenden *Wandgräber* für Urnen (Kolumbarien) und – selten – für Särge. Diese Grabwände sind in Kammern für jeweils eine Urne oder einen Sarg unterteilt. Die Kammern werden mit Stein- oder Glasplatten verschlossen.

Trauerbriefe und Todesanzeige

Sobald Ort und Zeitpunkt der Trauerfeier feststehen, müssen Angehörige, Freunde, Bekannte und Kollegen informiert werden. Das kann telefonisch geschehen, über eine Todesanzeige in der regionalen Tageszeitung oder über Trauerbriefe. Am besten erstellen wir zuerst eine Liste all der Menschen, die benachrichtigt werden sollen. Die Todesnachricht verfassen, passende Worte für das zu finden, was wir noch gar nicht wahrhaben wollen, ist vermutlich sehr aufwühlend und schmerzhaft.

Entscheiden wir uns für Traueranrufe, müssen wir damit rechnen, dass unsere Gesprächspartner geschockt sind. Wir müssen immer wieder die gleichen Fragen beantworten. Das kostet Kraft und Zeit. Eine Alternative zum Telefon sind Trauerbriefe, die wir entweder persönlich verfassen oder drucken lassen. Bestattungsinstitute helfen beim Verfassen der Drucktexte für Trauerbriefe und Anzeigen und übernehmen nach Vereinbarung die Abwicklung.

Mit einer Traueranzeige wenden wir uns an die Öffentlichkeit. Deshalb ist der Text meist allgemeiner verfasst. Möglicherweise ziehen wir Musteranzeigen zu Rate. Dennoch soll unsere Nachricht so sein, dass sie unseren Verlust individuell zum Ausdruck bringt.

- Ein Spruch, Gedicht, Lied, das der Verstorbene sehr liebte, kann ein poetisches Element der Todesanzeige sein.

- Wir können unsere Gefühle in Worte fassen.

- Wir können die für uns passende Musteranzeige auswählen oder uns davon anregen lassen.

Die Trauerfeier

Jeder Tote wird bestattet, aber nicht jeder wird mit einer Toten- oder Trauerfeier verabschiedet. Gerade in den vergangenen Jahren wurden auf Friedhöfen zunehmend anonyme Beerdigungen oder Beerdigungen ohne Zeremonie und Geleit registriert. Manche Menschen sehen den Sinn eines Abschiedsrituals nicht mehr, es erscheint ihnen hohl, fremd, überflüssig. Angehörige und Freunde eines Verstorbenen sollten jedoch sorgfältig prüfen, ob sie auf eine Trauerfeier verzichten wollen. Natürlich tut dieses Abschiedsritual sehr weh und kostet Kraft. Doch gerade das gemeinsame Gedenken, Weinen und Trauern um den Toten kann für den Trauerprozess sehr hilfreich sein. Der unfassbare Verlust wird durch das Abschiedsritual in der Gemeinschaft fassbar, die Hinterbliebenen treten aus ihrer einsamen Trauer heraus und finden Trost und Rückhalt in der Trauerrunde. Zudem kann eine Trauerfeier ein Ventil für angestaute und schmerzhafte Gefühle sein. So schrecklich dieser Gefühlsorkan auch sein mag, es ist wichtig, dass der Schmerz über den Verlust, aber auch die Frage über den Sinn des eigenen Lebens in dieser so wesentlichen Stunde akzeptiert und ausgedrückt werden kann. Bleiben diese Gefühle unter Verschluss, können sie zu einer inneren Lähmung führen, die krank macht.

Christliche Begräbnisfeier

Die Form der Trauerfeier richtet sich nach dem Willen der Toten. Selbst wenn die Angehörigen keiner Religion angehören oder sich zu einem anderen Glauben bekennen, sollen sie ihren Verstorbenen auf jeden Fall nach den Ritualen seiner Religion bestatten lassen. Auch nicht gläubigen Menschen ist es mitunter ein

Bedürfnis, in den Stunden der Lebensneige geistlichen Beistand zu haben und kirchlich beerdigt zu werden. Ein Geistlicher kann jedoch ein christliches Begräbnis aus eigenem Ermessen ablehnen, wenn etwa der Verstorbene aus der Kirche ausgetreten ist und vor dem Tod keinerlei Hinwendung zum Glauben erkennen ließ. Bei einer konfessionellen Trauerfeier bestimmen die traditionellen Formen Trauergottesdienst, Trauerzug zum Grab und Zeremoniell am Grab den Ablauf. Gleichzeitig können und sollen Angehörige ihre eigenen Vorstellungen im Gespräch mit dem Geistlichen einbringen und die Trauerfeier mitgestalten.

Weltliche Abschiedsfeier

Eine weltliche Verabschiedung kann man in Eigenregie gestalten. Da die nahen Angehörigen oft nicht die Kraft haben, dies selbst zu tun, sollten Verwandte, gute Freunde, der Bestatter oder ein professioneller Trauerredner die Gestaltung und Leitung übernehmen oder die Angehörigen tatkräftig unterstützen.

Für die Auswahl eines Trauerredners gilt dasselbe wie für die Wahl des Bestatters: Wir sollten ihm die Aufgabe nur übertragen, wenn wir das Gefühl haben, wir sind mit unseren Vorstellungen gut aufgehoben. Einige Redner und Rednerinnen haben eine Bundesarbeitsgemeinschaft gegründet, in der sie gemeinsame Ziele festgelegt haben. Dort können Adressen erfragt werden (siehe Anhang). Auch Bestattungsinstitute haben oft eine Liste solcher Adressen.

Die meisten Trauerfeiern finden in Friedhofskapellen, Feierhallen eines Krematoriums oder Bestattungsinstituts, zu Hause oder auch im Freien statt. Auch ein Ort, der dem Verstorbenen besonders wichtig war, kann den Rahmen für die Trauerfeier bieten, etwa eine geliebte Stelle am Flussufer oder ein Raum in der Kunsthalle, in der sich der Tote besonders gerne aufhielt.

Solche Orte müssen natürlich ebenso wie die traditionellen Feierräume reserviert werden.

Neben dem Ort kann auch die inhaltliche Gestaltung der Trauerfeier einen individuellen Charakter geben. Hörte der Verstorbene gern Musik, sang er gern, liebte er bestimmte Texte, Gedichte? Dann liegt es doch nahe, gerade die Lieblingsmusik zu spielen, Verse vorzutragen, mit Freunden ein Lied zu singen, einen kleinen Chor zu beauftragen. Sind weiße Lilien oder duftende Bartnelken symbolträchtige Blumen in unserer Beziehung zum Verstorbenen, so schmücken wir seinen Sarg damit. So kann eine Trauerfeier mit liebevollen, persönlichen Ideen für Angehörige und Freunde ein bewegender und verbindender Abschied werden.

Traueressen oder Leichenschmaus

Oft empfinden Trauernde die Tradition des Abschiedsmahls nach der Beerdigung als störend. Doch dieses alte Ritual kann nach dem Gefühlsaufruhr während der Trauerfeier den Alltag wieder etwas herstellen. Essen und Trinken hält bekanntlich Leib und Seele zusammen. Die Trauernden, die zuvor gemeinsam geweint haben, können nun in Gesprächen über den Verstorbenen und über ihre Empfindungen große Nähe erfahren.

Literatur

Philippe Ariès, Geschichte des Todes, dtv, München 1982
Eva Gesine Baur, Wilhelm Schmid-Bode, Wie der Tod keine Angst macht, dtv, München 2005
Lis Bickel, Daniela Tausch-Flammer (Hg.), In meinem Herzen die Trauer. Texte für schwere Stunden – Ein Begleitbuch, Herder Verlag, Freiburg 2005
Sabine Bode, Fritz Roth, Der Trauer eine Heimat geben. Für einen lebendigen Umgang mit dem Tod, Gustav Lübbe Verlag, Bergisch Gladbach 1998
Werner Burgheim (Hg.), Sterbende begleiten – in Geborgenheit bis zuletzt durch Palliative Care, Forum Verlag Herkert GmbH, Merching 2005
Jorgos Canacakis, Ich begleite dich durch deine Trauer, Kreuz Verlag, München 2002
Jorgos Canacakis, Ich sehe deine Tränen. Trauern, klagen, leben können, Kreuz Verlag, Stuttgart 2002
Claudia Cardinal, Sterbe- und Trauerbegleitung. Ein praktisches Handbuch, Patmos Verlagshaus, Düsseldorf 2005
Irene Dalichow, Das Westliche Totenbuch. Wege zu Ab-

schied, Bestattung, Trauer und dem Danach, Goldmann, München 2001
Paula D'Arcy, Wenn ein naher Mensch in Trauer ist. Wie wir richtig begleiten können, Herder Verlag, Freiburg 1993 (nur noch antiquarisch erhältlich)
René F. W. Diekstra, Wenn das Leben schmerzt. Wie wir an Verlusterfahrungen wachsen können, Kösel Verlag, München 2005
Klaus Dirschauer, Worte zur Trauer. 500 ausgewählte Weisheiten und Zitate für Todesanzeigen und Kondolenzbriefe, Claudius Verlag, München 2005
Annette von Droste-Hülshoff, Sämtliche Gedichte, Insel Verlag, Frankfurt/Main und Leipzig 1998
Ruth Eder, Ich spür noch immer ihre Hand. Wie Frauen den Tod ihrer Mutter bewältigen, Herder Verlag, Freiburg 2004
Gertrud Ennulat, Kinder trauern anders. Wie wir sie einfühlsam und richtig begleiten, Herder Verlag, Freiburg 2005
Jürgen Fliege, Fritz Roth, Lebendige Trauer. Dem Tod bewusst begegnen, Ehrenwirth Verlag, Bergisch Gladbach 2002
Jürgen Gaedke, Handbuch des Friedhofs- und Bestattungsrechts, Carl Heymanns Verlag, Köln 2004
Earl A. Grollman, Lass deiner Trauer Flügel wachsen. Wenn man von einem lieben Menschen Abschied nehmen muss, Herder Verlag, Freiburg 2005
Hans Egon Holthusen, Rainer Maria Rilke, Rowohlt Taschenbuch Verlag, Hamburg 2004
Martin Jansen, Lasst mich weinen. Ein Vater trauert um seine Tochter, Vandenhoeck & Ruprecht, Göttingen 1998
Roland Kachler, Meine Trauer wird dich finden. Ein neuer Ansatz in der Trauerarbeit, Kreuz Verlag, München 2005
Verena Kast, Trauern. Phasen und Chancen des psychischen Prozesses, Kreuz Verlag, Stuttgart 1982

Thomas Klie, Johann-Christoph Student, Die Patientenverfügung. Was Sie tun können, um richtig vorzusorgen, Herder Verlag, Freiburg 2006

Karina Kopp-Breinlinger, Petra Rechenberg-Winter, In der Mitte der Nacht beginnt ein neuer Tag. Mit Verlust und Trauer leben, Kösel Verlag, München 2003

Birgit Lambers, Rat und Hilfe für den Trauerfall, Kösel Verlag, München 2002

Barbara Leisner, Abschied nehmen. Praktischer Rat und Hilfe in den Tagen der Trauer, Herder Verlag, Freiburg 2002

Clive S. Lewis, Über die Trauer. Der Begleiter für schwere Stunden, Patmos, Düsseldorf 1998

Biagio Marin, In memoriam / Der Wind der Ewigkeit wird stärker. Gedichte, gradesisch und deutsch, Verlag Urs Engeler Editor, Basel 1999

Peter von Matt, Die verdächtige Pracht. Über Dichter und Gedichte, Hanser 1998

Monika Müller, Matthias Schnegg, Der Weg der Trauer. Hilfen bei Verlust und Tod, Herder Verlag, Freiburg 2005

Monika Müller, Matthias Schnegg, Unwiederbringlich – Vom Sinn der Trauer, Herder Verlag, Freiburg 1997 (nur noch antiquarisch erhältlich)

Waldemar Pisarski, Anders sterben – anders leben, Gütersloher Verlagshaus, Gütersloh 2001

Rainer Maria Rilke, Die Gedichte, Insel Verlag, Frankfurt 1986

Peter Schünemann, Bleib bei mir, mein Herz im Schattenland. Gedichte über Liebe und Tod, C. H. Beck Verlag, München 2005

Hans-Joachim Simm (Hg.), Orte der Seele. Gedanken über das Jenseits, Insel Verlag, Frankfurt 2002

Monika Specht-Tomann, Doris Tropper, Zeit des Abschieds. Sterbe- und Trauerbegleitung, Patmos, Düsseldorf 1999

Daniela Tausch, Sterbenden nahe sein. Was können wir noch tun?, Herder Verlag, Freiburg 2004
Daniela Tausch-Flammer, Lis Bickel, Wenn Kinder nach dem Sterben fragen. Ein Begleitbuch für Kinder, Eltern und Erzieher, Herder Verlag, Freiburg 1994
Paul Valéry, Gedichte, übertragen durch Rainer Maria Rilke, Insel Verlag, Frankfurt 1959
Mechthild Voss-Eiser, »Noch einmal sprechen von der Wärme des Lebens ...« – Texte aus der Erfahrung von Trauernden, Herder Verlag, Freiburg 1997
Friederike Waller, Alles ist nur Übergang. Lyrik und Prosa über Sterben und Tod, Klöpfer & Meyer Verlag, Tübingen 1997

Adressen

Allgemeine Adressen

Telefonseelsorge (24 Stunden täglich, anonym und gebührenfrei)
evangelisch: 0800 / 1 11 01 11
katholisch: 0800 / 1 11 02 22
www.telefonseelsorge.de

Kinder- und Jugendtelefon (kostenlos)
0800 / 1 11 03 33
www.kinderundjugendtelefon.de

Notfallseelsorge:
www.notfallseelsorge.de

Bundesverband Graue Panther e. V.
Postfach 04 01 45
10061 Berlin
Tel: 030 / 44 03 72 84, Fax: 030 / 44 03 72 85

E-Mail: Info@die-grauen.de
www.die-grauen.de

Weißer Ring e. V.
Weberstr. 16
55130 Mainz
Tel: 06131 / 8 30 30, Fax: 06131 / 83 03 45
E-Mail: info@weisser-ring.de
www.weisser-ring.de
(Gemeinnütziger Verein zur Unterstützung von Kriminalitätsopfern und zur Verhütung von Straftaten)

Verkehrsopferhilfe e. V.
Glockengießerwall 1
20095 Hamburg
Tel: 040 / 30 18 00, Fax: 040 / 301 80-70 70
E-Mail: voh@verkehrsopferhilfe.de
www.verkehrsopferhilfe.de

Bestattung

Aeternitas e. V.
(Verbraucherschutzinitiative rund um Tod und Trauer)
Dollendorfer Straße 72
53639 Königswinter
Postfach 31 80
53626 Königswinter
Tel: 022 44 / 9 25 37, Fax: 022 44 / 92 53 88
E-Mail: info@aeternitas.de
www.aeternitas.de

(Der Verein bietet verschiedene Informationsblätter, Broschüren und Bücher zum Thema Friedhof, Bestattung, Erbe, Versicherungen an.)

Arbeitsgemeinschaft Friedhof und Denkmal e. V.
Zentralmuseum für Sepulkralkultur
Weinbergstraße 25–27
34117 Kassel
Tel. 0561 / 91 89 30, Fax: 0561 / 918 93 10
www.sepulkralmuseum.de
E-Mail: afd.kassel@t-online.de
(Dauer- und Sonderausstellungen zum Thema Tod und Trauer)

Begleitung e. G.
Rolandstraße 1
50677 Köln
Tel.: 0221 / 931 84 90, Fax: 0221 / 931 84 99
oder:
Begleitung e. G.
Kessenicher Str. 125–127
53129 Bonn
Tel.: 0228 / 538 74 44, Fax: 0228 / 538 74 46
E-Mail: genossenschaft@begleitung-eg.de
www.begleitung-eg.de
(Die Genossenschaft bietet Bestattungen, Sterbe- und Trauerbegleitung sowie Fortbildungen an)

Bundesarbeitsgemeinschaft Trauerfeier (BATF) e. V.
Gartenstraße 114
24220 Flintbek
Tel: 043 47 / 70 37 33, Fax: 043 47 / 70 37 35

E-Mail: kontakt@batf.de
www.batf.de

Bundesverband Deutscher Bestatter e. V.
Volmerswerther-Straße 79
40221 Düsseldorf
Tel: 0211 / 160 08 10, Fax: 0211 / 160 08 50
E-Mail: info@bestatter.de
www.bestatter.de

Pütz-Roth Bestattungen und Trauerbegleitung
Kürtener-Straße 10
51465 Bergisch Gladbach,
Tel. (+49) 22 02–935 80
E-Mail: info@puetz-roth.de
www.puetz-roth.de
(
(Unabhängiger Suchdienst nach seriösen und preiswerten Bestattungsunternehmen, bewertet durch Stiftung Warentest)
Tel: 0800 / 282 88 00 (gebührenfrei)
www.preiswert-bestattung.de

Verband Deutscher Bestattungsunternehmen e. V.
Fürstenbrunner Weg 10–12
14059 Berlin
Tel: 030 / 78 78 24 04, Fax: 030 / 78 78 23 03
E-Mail: kontakt@vdb-berlin.de
www.vdb-berlin.de

Hinterbliebenenversorgung
(Versicherungen, Rechtsfragen, Verbraucherschutz)

Kostenloses Bürgertelefon
der Bundesregierung zum Thema Renten
Tel: 0800 / 151 51 50

Kostenloses Bürgertelefon zur Pflegeversicherung
Tel: 0800 / 151 51 52

Christliche Patientenverfügungen
beim Sekretariat der Deutschen Bischofskonferenz
Postfach 2962
53019 Bonn
Tel: 0228 / 10 30 , Fax: 0228 / 10 33 30
E-Mail: gd@dbk.de
www.dbk.de
– beim Kirchenamt der Evangelischen Kirche
Deutschlands (EKD)
Herrenhäuser Straße 12
30419 Hannover
Tel: 0511 / 279 60, Fax: 0511 / 279 64 57
E-Mail: versand@ekd.de
www.ekd.de

Humanistischer Verband Deutschlands (HVD)
Bundesbeauftragte für Patientenverfügung und
Sterbebegleitung
Gita Neumann
Wallstraße 65
10179 Berlin
Tel: 030 / 61 39 04 11, Fax: 030 / 61 39 04 50

E-Mail: mail@patientenverfuegung.de
www.patientenverfuegung.de

Hilfe und Selbsthilfe

Deutsche AIDS-Hilfe e. V.
Bundesgeschäftsstelle
Dieffenbachstraße 33
10967 Berlin
Tel: 030 / 690 08 70, Fax: 030 / 69 00 87 42
E-Mail: dah@aidshilfe.de
www.aidshilfe.de

Deutsche Arbeitsgemeinschaft Selbsthilfegruppen e. V.
Friedrichstraße 28
35392 Gießen
Tel: 0641 / 994 56 12, Fax: 0641 / 994 56 19
E-Mail: dagshg@gmx.de
www.dag-shg.de

Deutsche Krebshilfe
Buschstr. 32
53113 Bonn
Tel.: 0228 / 7 29 90–0 , Fax: 0228 / 7 29 90–11
E-Mail: deutsche@krebshilfe.de
www.krebshilfe.de

KOSKON
Koordination für Selbsthilfe (NRW)
Friedhofstraße 39

41236 Mönchengladbach
Tel: 02166 / 24 85 67, Fax: 02166 / 24 99 44
E-Mail: selbsthilfe@koskon.de
www.koskon.de

NAKOS
Nationale Kontakt- und Informationsstelle zur Anregung und Unterstützung von Selbsthilfegruppen
Wilmersdorfer-Straße 39
10627 Berlin
Tel: 030 / 31 01 89 60, Fax: 030 / 31 01 89 70
E-Mail: selbsthilfe@nakos.de
www.nakos.de

Selbsthilfe-Büro Niedersachsen
Dörte von Kittlitz
Sabine Jordan
Gartenstraße 18
30161 Hannover
Tel: 0511 / 39 19 28, Fax: 0511 / 39 19 07
E-Mail: selbsthilfe-buero-nds@gmx.de
www.selbsthilfe-buero.de

AGUS
Angehörigengruppe um Suizid
Wilhelmsplatz 2
95444 Bayreuth
Tel: 0921 / 150 03 80 , Fax: 0921 / 833 43
E-Mail: kontakt@agus-selbsthilfe.de
www.agus-selbsthilfe.de

Sterbebegleitung / Trauerberatung / Begleitung / Fortbildung

Akademie für Menschliche Begleitung
Jorgos Canacakis
45134 Essen
Goldammerweg 9
Tel: 0201 / 44 24 69, Fax: 0201/ 47 18 00
www.canacakis.de
E-Mail: mail@canacakis.de
(Trauerseminare und Fortbildungen zum Thema Trauerbegleitung in Deutschland, Österreich, der Schweiz und Griechenland)

Bundesarbeitsgemeinschaft Hospiz
zur Förderung von ambulanten, teilstationären und stationären Hospizen und Palliativmedizin e. V.
Am Weiherhof 23
52382 Niederzier
Tel: 024 28 / 80 29 37, Fax: 024 28 / 80 28 92
E-Mail: info@hospiz.net
www.hospiz.net

Deutsche Hospiz Stiftung
Patientenschutzorganisation für Schwerstkranke und Sterbende
Europaplatz 7, 44269 Dortmund
Tel: 0231 / 738 07 30, Fax: 0231 / 738 07 31
www.hospize.de

Deutscher Kinderhospizverein e. V.
Bahnhofstraße 7

57462 Olpe
Tel: 027 61 / 96 95 55, Fax: 027 61 / 96 95 56
E-Mail: info@deutscher-kinderhospizverein.de
www.deutscher-kinderhospizverein.de
(Der Verein begleitet bundesweit die Familien unheilbar kranker Kinder.)

Hospizgruppe Freiburg e. V.
Türkenlouisstraße 22
79102 Freiburg
Tel: 0761 / 881 49 88, Fax: 0761 / 707 45 90
www.alles-ist-anders.de
(Sorgentelefon und spezielles Internet-Angebot für trauernde Kinder, Jugendliche und Erwachsene)

Initiative Regenbogen
Glücklose Schwangerschaft e. V.
Hauptgeschäftsstelle, Renate Dreier
Westring 100
33378 Rheda-Wiedenbrück
Tel: 05242 / 352 97
E-Mail: HGST@initiative-regenbogen.de
www.initiative-regenbogen.de
(Die Initiative kümmert sich um den würdigen Umgang mit Fehl- und Totgeburten.)

Institut für Trauerarbeit (ITA) e. V.
Bogenstraße 26
20144 Hamburg
Tel: 040 / 36 11 16 83, Fax: 040 / 36 11 16 84
E-Mail: info@ita-ev.de
www.ita-ev.de

(Das ITA organisiert Trauergruppen und nebenberufliche Trauerbegleiter-Ausbildung.)

Internationale Gesellschaft für Sterbebegleitung und Lebensbeistand e. V. (IGSL)
Postfach 1408
55384 Bingen
Tel: 06721 / 103 18 oder 92 11 61, Fax: 06721 / 103 81
email: geschaeftsstelle@igsl-hospiz.de
www.igsl-hospiz.de
(Der Verein arbeitet als eine der größten Dachorganisationen der Hospizbewegung international, interdisziplinär und überkonfessionell. Er hat in Deutschland zurzeit 32 Regionalgruppen, um die Ziele der Sterbe- und Trauerbegleitung vor Ort zu verwirklichen. Er bietet u. a. Fortbildungen und Beratung zur Patientenverfügung an.)

OMEGA e. V.
DPWV – Der Paritätische Wohlfahrtsverband
z. Hd. Frau Barbara Gorecki
Dickampstraße 12
45879 Gelsenkirchen
Tel: 0209 / 913 28 13, Fax: 0209 / 913 28 33
E-Mail: info@omega-ev.de
www.omega-ev.de
(Der Verein ist mit 18 Regionalgruppen hauptsächlich im Norden Deutschlands vertreten. Er bietet Hilfe und Beistand für Schwerstkranke, Sterbende und ihre Angehörigen, sowie Trauerbegleitung an.)

Private Trauer Akademie Fritz Roth
Kürtener-Straße 10,
51465 Bergisch Gladbach
Tel: 22 02 / 935 80
E-Mail: info@trauerakademie.de
www.puetz-roth.de
(Trauerbegleitung, Seminare, Fortbildungen des Bestatters Fritz Roth, siehe S. 130 ff.)

TABEA e. V.
c/o Foyer an der Gedächtniskirche
Breitscheidplatz
10789 Berlin
Tel: 030 / 495 57 47
und:
Rehrweg 6
21335 Lüneburg
Tel: 041 31 / 73 30 77, Fax: 041 31 / 73 30 78
E-Mail: Info@TABEA-eV.de
www.TABEA-eV.de
(unterstützt Menschen in Verlust, und Krisensituationen)

TABU (Trauer – Abschied – Begleitung – Unterstützung) e. V.
Tiegelstraße 23
45141 Essen
Tel: 0201 / 32 87 77 oder 32 72 57
Fax: 0201 / 832 53 68
E-Mail: tabu-team@online.de
www.tabu-team.de
(Trauer- und Lebensberatungsstelle für Menschen

in Krisen- und Abschiedssituationen, die Begleitung und Unterstützung suchen. Darüber hinaus ist TABU eine Institution für Fort- und Weiterbildung im Bereich Sterbe- und Trauerbegleitung.)

TAU e. V. (Trauer-Abschied-Umwandlung)
Heinrich-Heine-Straße 10
74388 Talheim/Neckar
Tel: 071 33 / 20 02 88
E-Mail: geschaeftsstelle@tau-ev.de
(Netz-Werk von Trauerbegleitern)

Verwaiste Eltern in Deutschland e. V.
Mag. theol. Christine Fleck-Bohaumilitzky
Eichenstraße 14
85232 Bergkirchen-Lauterbach
Tel: 081 35 / 87 06, Fax: 081 35 / 87 06
E-Mail: kontakt@veid.de
www.veid.de
(Auskunft über Trauerseminare und 300 regionale Gruppen)

Verwaiste Eltern Hamburg e. V.
Bogenstraße 26
20144 Hamburg
Tel: 040 / 45 00 09 14 oder 45 06 08 74
Fax: 040 / 35 71 87 67
E-Mail: info@verwaiste-eltern.de
www.verwaiste-eltern.de

TrauDichReisen
Kapellenbruch 209

41372 Niederkrüchten
Tel : 021 63 / 822 45, Fax : 021 63 / 57 17 69
E-Mail : TrauDichReisen@online.de
www.TrauDichReisen.de

Trauerberatung, -begleitung und Fortbildung werden auch von vielen Einrichtungen der Kirchen und Wohlfahrtsverbände angeboten. Mittlerweile haben auch Bestattungsinstitute ein entsprechendes Angebot oder können Adressen vermitteln. Sozialstationen und Krankenhausseelsorge können Ihnen Ansprechpartner in Ihrer Umgebung / Stadt nennen.

Schweiz

Aargauer Hospizverein zur Begleitung
Schwerkranker – AHBS
Postfach, CH – 5621 Zufikon
Tel: 0041 / 56 / 631 60 01, Fax: 0041 / 56 633 17 85
E-Mail: ahbs_bremgarten@bluewin.ch
www.ahbs.ch

Fachstelle Fehlgeburt und perinataler Kindstod
Information und Beratung für Fachpersonen und betroffene Eltern
Postfach 480, CH – 3000 Bern 25
Tel: 0041 / 313 33 33 60
E-Mail: fachstelle@fpk.ch
www.fpk.ch
(Die Einrichtung vermittelt Fachpersonen, Fortbildung, Veranstaltungshinweise.)

Refugium – Verein für Hinterbliebene nach Suizid
Lindenbühl
CH – 3635 Uebeschi
Tel: 0041 / 848 00 18 88 (Lokaltarif)
E-Mail: info@verein-refugium.ch
www.verein-refugium.ch

Schrittweise
Palliative Pflege und Betreuung
Döltschiweg 16
CH – 8055 Zürich
Tel: 0041 / 44 / 463 13 10, Fax: 0041 / 44 / 463 18 86
E-Mail: kontakt@schrittweise.ch
www.schrittweise.ch
(Die Organisation bietet Beratung, Betreuung, Seelsorge.)

Stiftung Begleitung in Leid und Trauer
Zielstraße 5
CH – 8400 Winterthur
Tel: 0041 / 52 / 269 02 11, Fax: 0041 / 52 / 269 02 14
E-Mail: stiftung@leidundtrauer.ch
www.leidundtrauer.ch
(Die Stiftung fördert und unterstützt die Begleitung von Angehörigen Kranker, Sterbender und Verstorbener.)

Stiftung KOSCH
Koordination und Förderung von Selbsthilfegruppen in der Schweiz
Laufenstraße 12
CH – 4053 Basel

Tel: 0041 / 61 /333 86 01, Fax: 0041 / 61 333 86 02
gs@kosch.ch
www.kosch.ch
(Die Stiftung KOSCH ist die Dachorganisation der regionalen Kontaktstellen für Selbsthilfegruppen in der Schweiz.)

Verein Arbeitskreis T.A.B.U.
Postfach 6218
CH – 8023 Zürich
Tel: 0041 / 79 / 400 43 82 (Infotelefon)
info@tabutrauerbegleitung.ch
www.tabutrauerbegleitung.ch
(Vermittelt Trauerbegleiter und Seminare in der Umgebung)

Verein Aurora
Kontakt- und Informationsstelle für Verwitwete mit Kindern
Büelstraße 75
CH – 8854 Galgenen
Tel: 0041 / 55 / 440 85 70, Fax: 0041 / 55 / 440 85 75
E-Mail: info@verein-aurora.ch
www.verein-aurora.ch

Verein Regenbogen
Selbsthilfeverein für Eltern, die um ein verstorbenes Kind trauern. Kontakt über: Ursula Kramel
Südstraße 2
CH – 2558 Aegerten BE
Tel: 0041 / 32 / 372 79 49
Fax: 0041 / 86032 / 372 79 49

E-Mail: info@verein-regenbogen.ch
www.verein-regenbogen.ch

Weißer Ring Schweiz
Dufourstraße 95
CH – 8008 Zürich
Tel: 0041 / 1 / 422 65 62 , Fax: 0041 / 1 / 671 04 06
E-Mail:info@weisser-ring.ch
www.weisser-ring.ch
(Gemeinnütziger nationaler Verein zur Unterstützung von Kriminalitätsopfern und Verbrechensvorbeugung)

Österreich

Dachverband Hospiz Österreich
Müllnergasse 16
A – 1090 Wien
Tel: 0043 / 1 /803 98 68
E-Mail: dachverband@hospiz.at
www.hospiz.at
(Dachverband von über 100 ambulanten und stationären Hospizdiensten in allen Bundesländern Österreichs. Geschulte Pflegekräfte und Ärzte ermöglichen sterbenskranken Menschen ein würdiges Leben bis zuletzt durch Schmerztherapie und psychische, soziale und pastorale Begleitung in Wahrung der Autonomie des Kranken.)

Weißer Ring
Bundesgeschäftsstelle Wien
Marokkanergasse 3
A – 1030 Wien
Tel: 0043 / 1 / 712 14 05
07114/200–155 (Notruf zum Ortstarif)
Fax: 0043 / 1 / 718 83 74
E-Mail: office@weisser-ring.at
www.weisser-ring.at
(Vereinigung zur Unterstützung von Kriminalitätsopfer und zur Verhütung von Straftaten)

Olena M. Luciak
Töllergasse 42/5/49
A-1210 Wien
Tel/Fax: 0043 / 1 / 258 59 67
E-Mail: sterben@traunsee.com
www.traunsee.com/hilperson.htm
(Begleitung und Hilfe für den Umgang mit Schwerstkranken und Sterbenden, Trauerseminare)

Caritas Socialis
Oberzellergasse 1
A – 1030 Wien
Tel: 0043 / 1 / 717 53 33 43,
Fax: 0043 / 1 / 717 53 33 49
E-Mail: info@cs.or.at
www.caritas-socialis.or.at
(Schwesterngemeinschaft, die u a. Pflegedienste und Beratung anbietet und ein Hospiz betreibt)

Sigis – Service und Informationsstelle für
Gesundheitsinitiativen und Selbsthilfegruppen
Fonds »Gesundes Österreich«
Mariahilfer Straße 176/5
A – 1150 Wien
Tel: 0043 / 1 / 895 04 00 10, Fax: 0043 / 1 /
895 04 00 20
E-Mail: gesundes.oesterreich@fgoe.org
www.fgoe.org
(Überregionale Einrichtung zur Unterstützung von
Kontaktstellen und Selbsthilfezusammenschlüssen)

Textnachweis

S. 21: Todes-Erfahrung, aus: Rainer Maria Rilke, Die Gedichte, Insel Verlag, Frankfurt/M. 1986, S. 464

S. 22: Wende, aus : Christine Busta, Inmitten aller Vergänglichkeit, © Otto Müller Verlag, 2. Auflage, Salzburg 1998

S. 29: Die Welt ist weit, aus: Ingeborg Bachmann, Gedichte, Bd.1, © 1978 Piper Verlag GmbH, München

S. 41: aus: Doris Dörrie, Das blaue Kleid, Copyright © 2002 Diogenes Verlag AG, Zürich

S. 44: aus: Leon de Winter, Malibu, aus dem Niederländischen von Hanni Ehlers, Copyright © 2003 Diogenes Verlag AG, Zürich

S. 46: aus: Simone de Beauvoir, Ein sanfter Tod, © Rowohlt Verlag Reinbek bei Hamburg 1965

S. 54: Meinem Vater, aus: Marie Luise Kaschnitz: Gedichte, © 1947 Claassen Verlag in der Ullstein Buchverlage GmbH, Berlin

S. 103: »Vergiss nicht das Süße ... sondern denke dran.« aus: Robert Walser, Sämtliche Werke © Suhrkamp Verlag, Frankfurt/M. 1986. Mit Genehmigung